어려지고, 예뻐지는
화장품 A to Z

피부 타입, 고민별 화장품 길잡이북

저자의 글

안녕하세요, 저는 2016년 9월에 치킨 프랜차이즈를 설립하여 약 5년 만에 국내외 500개 매장을 운영하며, 글로벌 매출 800억 원, 국내 매출 300억 원을 달성한 '치킨플러스'라는 브랜드의 창업자입니다. 많은 분들이 감사하게도 제 치킨 사업의 성공 경험을 칭찬하고 인정해 주시지만, 갑작스럽게 치킨 사업에서 화장품 사업으로 전환한 이유에 대해서 궁금해하기도 하시며, 때때로 우려도 표현해 주시곤 합니다.

그래서 이 책을 통해 독자분들에게 화장품 전문가도 아니었고, 피부기능의학, 화장품학, 화학 등의 기초지식도 전무하였던 제가 기존 치킨 사업과 전혀 다른 이 화장품 분야에 어떻게 관심을 갖게 되었는지에 대해서 말씀드리고자 합니다. 또한, 독자분들의 피부건강과 예쁜 피부관리를 위해 일반 소비자의 관점에서 2년 이상 화장품을 연구하고 개발하며, 공장까지 설립하고 운영하면서 배운 화장품에 대한 소중한 노하우를 상세히 공유하고자 합니다.

이 책에서는 먼저 피부가 건강해지고 예뻐지기 위해서 화장품에 어떤 기대를 해야 하는지에 대해서 간략히 설명합니다. 그리고 다양한 스킨케어 제품 중에서 어떤 것을 선택하고 어떻게 사용해야 하는지, 또한 개인에게 가장 적합한 화장품을 찾는 방법에 대한 가이드라인도 제공합니다.

어려지고, 예뻐지는: 화장품 A to Z

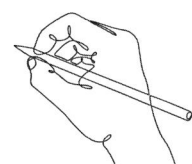

더 나아가 화장품을 더 깊고 정확하게 이해하기 위해 화장품이 만들어지는 과정은 어떻게 되는지, 우리나라 화장품들에 주로 사용되는 재료들은 무엇이고, 그 특징은 무엇인지에 대해서도 상세히 다루어 독자분들이 화장품에 대해 심도 있는 지식을 얻을 수 있도록 도움을 드리고자 합니다.

이 책의 마지막 부분에서는 최신 화장품 트렌드와 피부 고민에 대한 독자들의 질문에 인공지능 챗지피티4를 사용하여 답변을 얻었습니다. 이후, 제가 전문가의 입장에서 이 답변들을 더 정확하게 수정하고 보완하여 질의응답 형식으로 제공했습니다. 챗지피티4를 활용하여 보여드린 목적은 독자들이 향후 피부 관련 궁금증을 더 쉽게 해결할 수 있는 방법을 공유하기 위함 입니다. 이를 통해 독자들은 화장품과 피부 고민에 대해 더 손쉽게 이해하고, 효과적으로 대처하는 방법을 배우실 수 있으리라 기대하고 있습니다.

이 책을 통해 우리가 매일 사용하고 자주 구매하는 화장품에 대해 올바른 지식을 습득하여 자신의 피부 고민에 적합한 화장품을 선택하고 오해나 과장된 마케팅에 현혹되지 않고 올바르게 사용하는 방법을 배워 피부가 더 건강해지고 예뻐지는데 도움이 되기를 바랍니다.

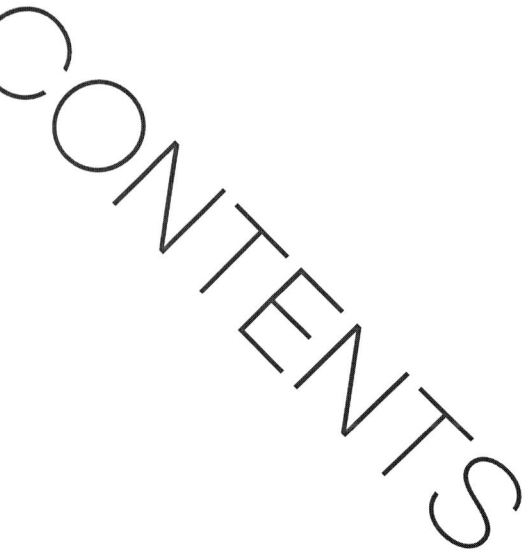

◎ 01 프롤로그 … 07p
- 10대부터 이어진 트러블성 피부
- 화장품에 대한 관심이 생기다
- 화장품을 사업으로…
- 피부타입, 피부고민에 따른 화장품을 연구하다.
- 화장품 성분을 완벽하게 연구하다.

◎ 02 화장품 어렵지 않아요 … 33p
- 화장품에 기대하는 역할
- 화장품의 종류와 사용방법
- 화장품을 바르는 순서
- 나에게 맞는 좋은 화장품이란?

◎ 03 피부 타입 및 고민에 따른 화장품 선택법 … 53p
- 피부 타입 유형 및 관리법
- 닥터 레슬리 바우만의 16가지 피부 분류

어려지고, 예뻐지는: 화장품 A to Z

◎ **04 사랑하는 가족을 위하여 배워보아요 … 67p**

- 화장품이 만들어지는 과정
- 음식 요리와 화장품 제조의 유사성과 차이점
- 화장품 만들 때 사용되는 재료들
- 피부 고민별 주요 화장품 성분

◎ **05 신념과 감성, 이성의 영역 … 119p**

- 비건 화장품
- 친환경 화장품
- 코스메슈티컬
- 맞춤형 화장품
- 화장품 다이어트
- 안티에이징 스킨케어 6대 노하우

◎ **06 인공지능을 활용한 화장품 및 피부관리 Q&A … 131p**

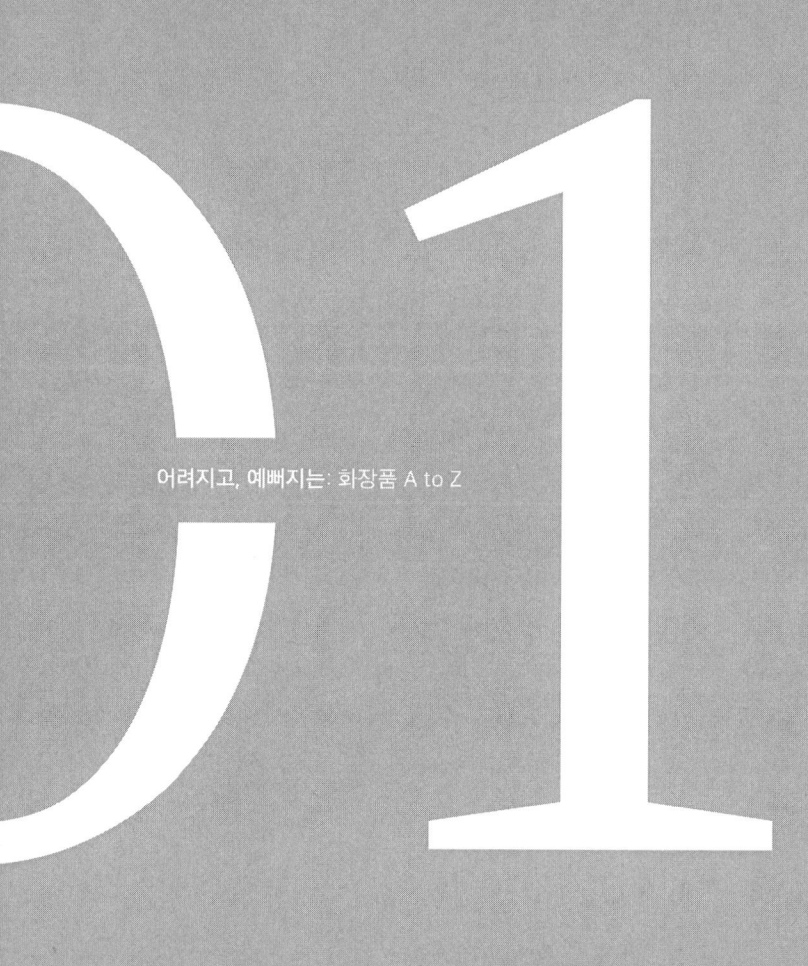

01

어려지고, 예뻐지는: 화장품 A to Z

프롤로그

- 10대부터 이어진 트러블성 피부
- 화장품에 대한 관심이 생기다
- 화장품을 사업으로…
- 피부타입, 피부고민에 따른 화장품을 연구하다.
- 화장품 성분을 완벽하게 연구하다.

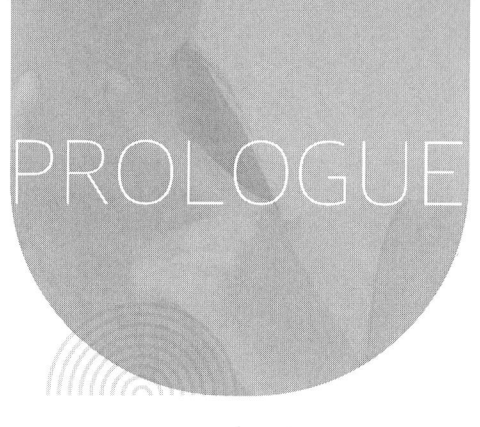

PROLOGUE

10대부터 지속된
트러블성 피부

중학교 졸업 때까지 여드름이나 잡티 없이 매우 깨끗한 피부를 유지했던 저는, 고등학교에 입학한 후부터 40대 초반까지 화농성 여드름과 자극성 피부로 인한 스트레스를 경험했습니다. 중학생 시절에는 피부가 너무 깨끗하여 오히려 여드름 나는 친구들이 어른이 되어가는 것 같아서 부러운 적도 있었고, 나도 여드름이 났으면 하는 생각도 든 적도 있었습니다.

그러나 고등학교에 진학하면서 여드름이 서서히 나타나기 시작했고, 친구들과 비슷해 지는 것 같아 초반에는 기쁜 마음도 들었지만 곧 여드름이 점차 심해지면서 큰 스트레스가 되었습니다. 당시에는 여드름을 피부과에서 치료받는 것에 대해 망설여, 다양한 화장품을 사용해보았지만 상황은 나아지지 않았고, 결국 여드름과 함께 오랜 기간 더불어 살게 된 것 같습니다.

20대와 30대에 걸쳐, 여드름의 수는 감소했지만 그 크기는 커지며 화농성 여드름이 잦아졌고, 이로 인한 흉터와 잡티도 늘어나 피부 상태가 점차 악화되었습니다. 시간이 지나면서 여드름 개선을 포기하며 피부 문제에 대한 관심도 상대적으로 줄어들었던 것 같습니다. 저는 30대 중반까지 결혼을 하지 못했는데, 대학원 시절 친하게 지낸 누나가 '노총각을 벗어나기 위해선 피부 관리도 중요하다'고 조언하며 피부과를 추천해주었습니다.

누나의 권유로 피부과를 방문해 치료와 약물 치료를 시작했으나, 처음에는 피부 상태가 개선되는 듯했지만 화농성 여드름이 지속적으로 반복되었습니다. 지속적인 치료에도 여드름이 반복되었는데, 당시 담당 의사 선생님께서 여드름을 개선하려면 치료와 함께 수분 크림을 충분히 발라야 한다고 강조하였습니다.

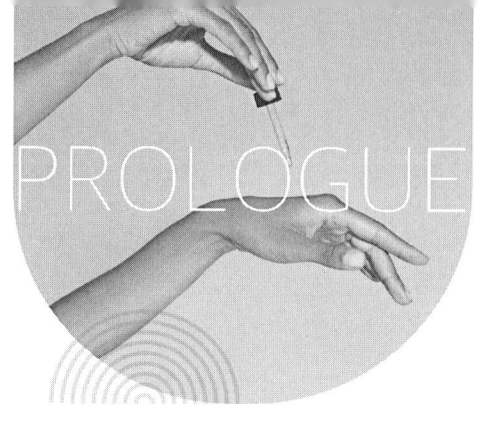

PROLOGUE

화장품에 대한
관심이 생기다

그 당시 화장품에 대해 전혀 몰랐던 저는 인터넷에서 '수분크림'을 검색해 가장 인기 있는 제품을 구입해 사용했지만, 여드름은 계속해서 재발해 병원을 자주 찾게 되었습니다. 그렇게 피부 트러블과 자극이 있는 상태로 또 적응하며 살다가 마흔 살에 결혼을 하게 되었는데, 화농성 여드름이 계속 생기자 10년 넘게 화장품 매니저로 일했던 아내가 저를 위해 화장품을 골라 발라주었습니다.

그 화장품은 매우 따가워서 저는 그것을 '알보칠(구내염에 사용하는 의약품인데 따가운 악명으로 유명함)'이라고 부르곤 했습니다. 그러나 이 화장품을 바른 후 화농성 여드름이 가라앉는 것을 느꼈고, '아~ 이 화장품 좋구나' 라고 생각했던 것 같습니다. 추후 제가 화장품 사업을 시작하고 나서야 그 화장품에 AHA, BHA 성분이 고함량으로 들어있어 따갑지만 여드름을 가라 앉히는 데 도움이 된다는 것을 알게 되었습니다.

이 화장품을 사용하던 중, 집에서 시간을 쉬고 있던 아내와 이야기하다가 화장품 사업 시작 아이디어가 떠올랐습니다. 우리가 '알보칠'이라 불리던 제품을 기반으로, ODM 방식을 이용해 우리만의 브랜드를 만들어 판매해보기로 했습니다. 40살이 될 때까지 어떤 화장품이 저에게 맞는지 몰랐기에, 제 처지와 같은 사람들이 많을 것이라 생각했고, 만약 효능을 유지하며 피부 자극을 줄이고 제품의 품질을 개선하고 많은 사람들에게 알릴 수 있다면 사업 성공 가능성이 있다고 봤습니다. 마음을 먹으면 즉시 실행하는 스타일이라 그 주에 와이프와 회사를 설립하고 해당 화장품 회사에 연락해 제품 제작 가능성과 비용을 문의했습니다.

당시 저는 따로 하는 사업이 있어 와이프와 쉬엄쉬엄 화장품 사업을 준비하던 중 아내가 임신을 하게 되고 저도 당시 운영하던 다른 사업에서 물러나게 되어, 화장품 사업에 본격적으로 뛰어들기로 결정했습니다. 이렇게 저의 화장품 사업 여정이 시작되었습니다.

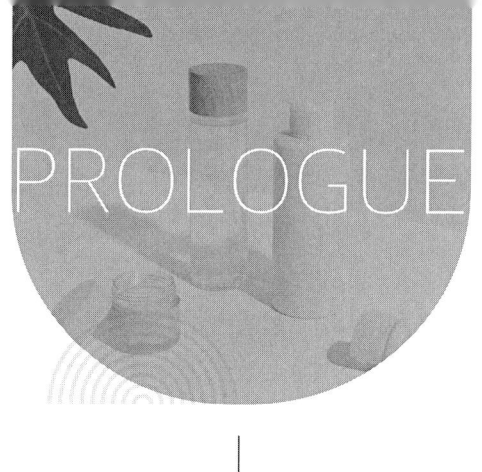

PROLOGUE

화장품을 사업으로…

제 화장품 사업의 첫 단계는 앞서 언급한 화장품 회사에 ODM을 맡겨 남성용 올인원 로션을 제작하는 것이었습니다. 디자인 컨설팅까지 받고 제작하였으나 야심차게 시작했던 화장품 사업의 첫 결과는 참담하였습니다. 실질적으로는 거의 1개도 제대로 판매하지 못 하였던 것입니다. 그 원인은 제가 화장품에 대한 지식이 부족한 상태에서 브랜드와 제품을 만들다보니 저희의 제품에 대해 확신을 가지고 설명할 수 없었기 때문입니다.

이를 깨달은 후, 저는 화장품 사업에 대해 쉽게 생각했던 마음을 버리고 다시 기본으로 돌아가 화장품에 대한 전문 지식을 쌓기 시작했습니다. 여러 화장품 관련 책들을 읽고, 화장품학과 교수님, 화장품회사 대표님, 화장품회사 연구 개발진들과 만나 좋은 화장품은 무엇인지, 좋은 성분은 무엇인지, 흡수율을 높이기 위해서는 어떻게 해야 하는 지 등에 대한 의견을 들었습니다. 많은 전문가들에게 다양한 이야기를 들었지만 종종 화장품은 효능보다 마케팅, 컨셉이 더 중요하다는 의견도 많이 듣게 되었습니다.

화장품은 피부를 좋게 하기 위해 사용하는 것임에도 효능보다는 마케팅, 컨셉이 더 중요하다는 의견들이 더 많다는 점과 많은 화장품 브랜드들이 좋다는 광고들을 하고 있는데, 사실은 실제 효능이 아니라 단지 컨셉으로 광고를 하는 것이라는 이야기를 들었을 때에는 살짝 충격도 받았습니다. 그러면서 내가 만약 정말 정직하게 좋은 화장품을 만든다면, 기존 화장품보다 작은 차이라도 만들어 세계 최고의 화장품을 만든다면 수없이 많은 브랜드들 사이에서 글로벌 브랜드로 키워낼 수 있지 않을까 하는 기대와 의욕이 생겨나기도 했던 것 같습니다.

제가 정말 좋은 성분이 무엇인 지 워낙 열정적으로 파고들다 보니 한 교수님께서 저에게 "가장 좋은 화장품은 본인 피부에 맞는 화장품입니다" 라며 피부타입이나 고민 맞춤형 화장품에 관심을 가져보는 것은 어떨 지 제안해 주셨습니다.

지금까지 보았던 많은 광고에 나오는 화장품들은 대게 모든 것이 좋은 만병통치 같은 느낌이었는데 교수님께서 말씀하시는 내용처럼 '내 피부타입 및 고민에 필요한 화장품이 최고의 화장품이 아닐까?' 라는 결론에 도달하여 피부타입 및 고민에 따른 최고의 화장품을 연구해 봐야 되겠다는 생각이 들었습니다.

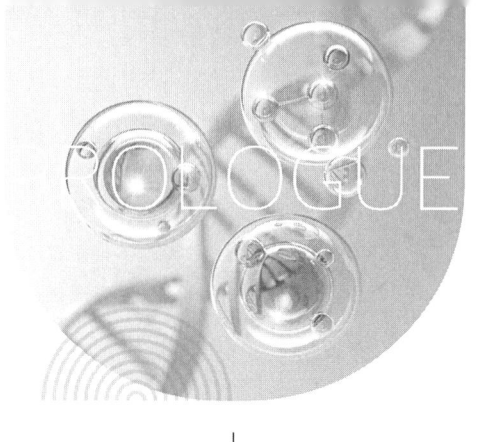

피부타입, 피부고민에 따른
화장품을 연구하다.

우선 다수 전문가 인터뷰, 전문서적 다독을 통해 화장품의 효능이 성분, 함량, 흡수율 등에 의해 결정된다는 사실을 깨닫게 되었습니다. 또한, 효능이 높은 화장품일수록 부작용 발생 가능성이 높아질 수 있다는 점도 이해하게 되었습니다. 이러한 지식을 바탕으로, 저는 다양한 피부 고민과 피부 타입을 분류하고 파악하는 것부터 시작했습니다. 다음은 일반적으로 분류되는 다양한 피부타입과 피부고민의 유형입니다.

➡ **다양한 피부타입의 유형**
　①건성, ②지성, ③수부지(수분 부족 지성), ④민감성(트러블성), ⑤기미 또는 잡티, ⑥주름, ⑦정상

※ 나의 피부타입은 무엇인지, 피부타입 유형을 더 세분화하면 어떻게 되는지 등에 대해서는 '3장. 피부 타입 및 고민에 따른 화장품 선택법'에서 더 세부적으로 다루도록 하겠습니다.

다양한 피부고민의 유형
①얼굴당김, 간지러움, 각질형성 등 피부 건조, ②아토피, 여드름, 주사피부염 등의 염증성 트러블, ③깨끗하지 않거나 고르지 않은 피부톤(잡티, 기미 등), ④탄력 저하, ⑤주름, ⑥번들거림, ⑦안티에이징 및 항산화 등

※ 화장품은 의약품이 아니기 때문에, 근본적으로 피부 고민을 해결하는 데는 한계가 있습니다. 하지만, 다수의 사례를 통해 알 수 있듯이, 피부 치료와 함께 올바른 스킨케어가 없으면 치료 효과가 단기적일 수 있습니다. 즉, 병원 치료를 받더라도, 적절한 화장품을 사용하지 않으면 피부 문제가 금방 다시 나타날 수 있습니다. 따라서 화장품의 적절한 사용은 피부 건강을 유지하는 데 매우 중요합니다.

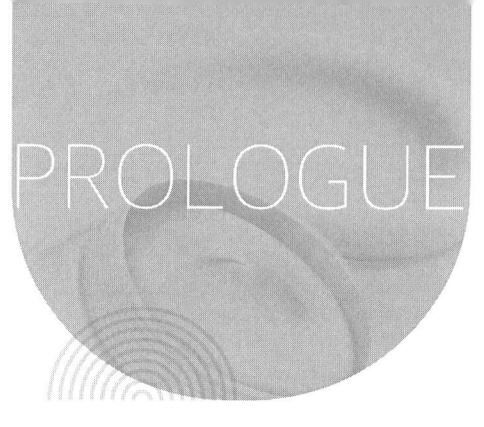

PROLOGUE

화장품 성분을
완벽하게 연구하다.

◆ **화장품 성분별 사용빈도 및 목적 분류**

세계 최고 수준의 화장품 개발을 목표로 하며, 저희가 가장 먼저 한 일은 최근 인기 있는 수천 개의 화장품을 분석하여 그들의 모든 성분을 정리하는 것이었습니다. 이 과정에서, 저희는 다양한 화장품에 어떤 성분들이 얼마나 자주 사용되는지, 그리고 각각의 성분들이 화장품에서 어떤 기능을 하는지에 대해 자세히 조사하고 분류하기 시작했습니다. 이러한 분석은 화장품의 구성 성분에 대한 깊은 이해를 바탕으로, 더 효과적이고 안전한 화장품을 개발하는 데 필수적인 단계였습니다.

어려지고, 예뻐지는: 화장품 A to Z

NO	성분	포함비율	배합목적	EWG SkinDeep	EWG SkinDeep 데이터 등급	사용한도
1	정제수	83.70%	용제	1	견고함	해당 없음
2	글리세린	69.01%	보습제, 용제	1-2	양호	해당 없음
3	부틸렌글라이콜	64.88%	보습제, 용제, 점도감소제	1	제한됨	해당 없음
4	1,2-헥산다이올	63.98%	용제, 천연방부제	1	제한됨	해당 없음
5	다이소듐이디티에이	45.72%	금속이온봉쇄제	1	공정한	해당 없음
10	향료	26.99%	향료	4	공정한	해당 없음
100	아르간커넬오일	4.60%	수분증발차단제	1	제한됨	해당 없음
101	하이드록시에틸셀룰로오스	4.60%	밀폐제, 점도증가제	1	공정한	해당 없음
102	에틸헥실팔미테이트	4.56%	피부컨디셔닝제(유연제)	1	제한됨	해당 없음
103	비탄아이소스테아레이트	4.43%	계면활성제	1	없음	해당 없음
104	글루코노락톤	4.38%	각질제거제	1	제한됨	해당 없음
105	울금뿌리추출물	4.38%	액티브(기능)	1	공정한	해당 없음
1000	포트마리골드추출물	0.43%	액티브(기능)	1	제한됨	해당 없음
1001	C10-30알킬아크릴레이트	0.43%	점증제	1	없음	해당 없음
1002	리글리세릴-3코코에이트	0.43%	유화제	1	제한됨	해당 없음
1003	글리세릴-6리시놀리에이트	0.43%	유화제	1	제한됨	해당 없음
1004	풀러린	0.43%	액티브(기능)	1	공정한	해당 없음
3000	판토인글리시레티닉애씨드	0.04%	액티브(기능)	1	없음	해당 없음
3001	알로에추출물	0.04%	액티브(기능)	1-2	제한됨	해당 없음
3002	루미늄다이스테아레이트	0.04%	점도증가제	2	제한됨	해당 없음
3003	알바수련뿌리추출물	0.04%	액티브(기능)	1	제한됨	해당 없음
3004	알바프리지어추출물	0.04%	액티브(기능)	1	없음	해당 없음
3005	알-소플리펩타이드-1	0.04%	액티브(기능)	X	X	해당 없음

※ 한국 식품의약품안전처에 등록되어 있는 화장품에 사용할 수 있는 성분의 수는 대략 23,000여 가지에 달합니다. 하지만 최근 한국의 화장품 제조과정에서 실제로 사용되고 있는 성분의 수는 이보다 적은 약 4,000~5,000가지로 추정됩니다.

01 프롤로그

◆ 식약처 등록 성분들의 임상시험 효능 조사

앞서 언급한 화장품 성분 분석에 이어, 저희는 특히 활성(효능) 성분들에 주목했습니다. 이들 성분이 어떤 목적에 가장 적합한지를 파악하기 위해, 수천 가지의 의학 논문들을 근거로 연구를 시작했습니다. 각각의 활성 성분들이 피부에 어떤 긍정적인 영향을 미치는지, 그리고 어떤 성분들이 특정 피부 문제나 상태에 가장 효과적인지를 파악하는 것이 목표였습니다. 이러한 깊이 있는 연구를 통해, 우리는 과학적 근거에 기반한 효과적인 화장품을 개발하는 데 필요한 중요한 정보를 수집할 수 있었습니다.

<화장품 성분 임상시험 확인 가능한 미국 국립의학 도서관 사이트>

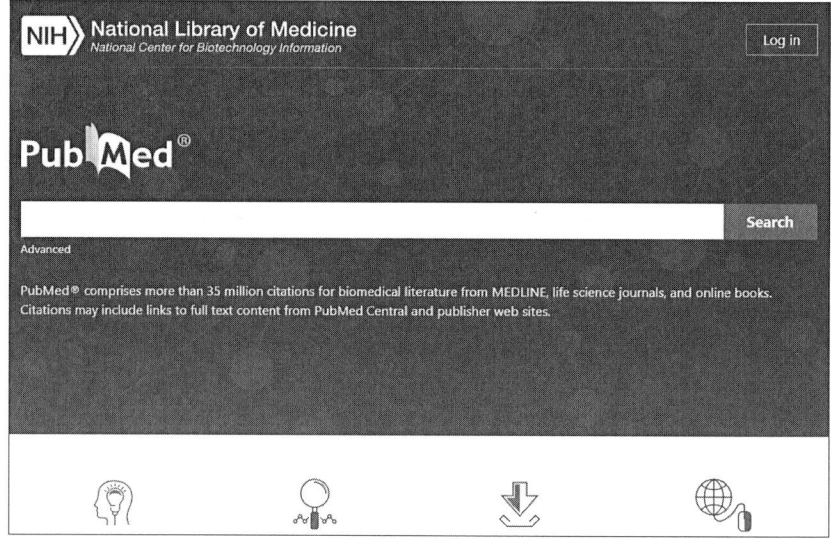

> 예시 01 경증에서 중등도의 여드름 치료에 사용되는 5% 글리콜산 기반 젤 에센스의 효능 및 안전성

▶ 5 % 저농도 글리콜릭애씨드 젤 에센스 반복적으로 사용 시 여드름 치료 부위의 외관과 색도가 향상

Efficacy and safety of 5% glycolic acid-based Gel essence in the treatment of mild to moderate acne

Linjiao Chen [1], Lingling Lu [2], Shaozhong Tu [1], Tao Zhang [1], Xianni Du [1], Lifen Chen [1], Milin Zhang [1], Lihao Li [1], Huaner Lin [1]

Affiliations + expand
PMID: 35182003   DOI: 10.1111/jocd.14865

Abstract

The efficacy and safety of commercial low-concentration glycolic acid products on acne were evaluated by recruiting volunteers accompanying mild to moderate acne of different ages and genders, which is a clinical practice for acne. We recruited a total of 30 volunteers according to the inclusion criteria, conducting clinical evaluation and skin physiological index testing, VISIA skin analysis, distributing products, and informing the trial method. Clinical testing and assessment will be carried out in weeks 0, 1, 2, and 4. 27 acne volunteers finished the entire trial. After 4 weeks of using low-concentration glycolic acid products, most subjects experienced a significant improvement in their skin lesions and the GAGS score. At the same time, the VISIA test showed that the subjects had an obvious amelioration in facial porphyrins, which was statistically significant, and there was a slight improvement in residual spots and erythema. The skin physiological indexes showed that the skin hydration value increased from 236.2 ± 98.05 to 278.2 ± 90.26 after 14 days. At the end of the test, the skin hydration value dropped to 234.6 ± 81.88. Regarding the melanin and erythema, the value decreased in the 4th week significantly. Repeated use of 5% low-concentration glycolic acid improves the appearance and chromaticity of the treatment site. It increases the brightness L^* and reduces the redness a^*. This study shows that low concentrations of glycolic acids have a good effect on the treatment of mild to moderate acne. It may pay the way to carry out further large-scale clinical research.

Keywords: 5% glycolic acid; GAGS; acne; treatment.

© 2022 Wiley Periodicals LLC.

01 프롤로그

예시 02 글리콜릭애씨드 함유 PH4 유중수 에멀젼이 피부 pH에 미치는 영향
➡ 산성화된 피부 타입에 PH4 유중수 저농도 글라이콜릭애씨드를 반복적으로 바르면 각질 세포의 응집력, 표피 장벽의 항상성 등을 개선하여 건조한 피부 뿐만 아니라 감염 및 자극에 대한 피부 민감도를 줄일 수 있음

Impact of a Glycolic Acid-Containing pH 4 Water-in-Oil Emulsion on Skin pH

Barbara Behm [1], Michael Kemper, Philipp Babilas, Christoph Abels, Stephan Schreml

Affiliations + expand
PMID: 26329480   DOI: 10.1159/000439030
Free article

Abstract

The skin pH is crucial for physiological skin functions. A decline in stratum corneum acidity, as observed in aged or diseased skin, may negatively affect physiological skin functions. Therefore, glycolic acid-containing water-in-oil (W/O) emulsions adjusted to pH 4 were investigated regarding their effect on normal or increased skin pH. A pH 4 W/O emulsion was applied on three areas with pathologically increased skin surface pH in diabetics (n = 10). Further, a 28-day half-side trial (n = 30) was performed to test the long-term efficacy and safety of a pH 4 W/O emulsion (n = 30). In summary, the application of a pH 4 W/O emulsion reduced the skin pH in healthy, elderly and diabetic subjects, which may improve epidermal barrier functions.

© 2015 The Author(s) Published by S. Karger AG, Basel.

> **예시 03** 베타-글루칸 기반 크림은 경증에서 중등도의 아토피 피부염 치료에 도움
- 아토피 피부 환자에게 베타글루칸 적용은 아토피 피부염의 객관적 및 주관적 증상 모두의 상당한 개선을 가져옴.

Clinical Trial   > J Dermatolog Treat. 2016 Aug;27(4):351-4. doi: 10.3109/09546634.2015.1117565.
Epub 2015 Dec 10.

β-Glucan-based cream (containing pleuran isolated from pleurotus ostreatus) in supportive treatment of mild-to-moderate atopic dermatitis

Milos Jesenak [1], Slavomir Urbancek [2], Juraj Majtan [3] [4], Peter Banovcin [1], Jana Hercogova [5]

Affiliations + expand
PMID: 26654776   DOI: 10.3109/09546634.2015.1117565

Abstract

Background: Atopic dermatitis (AD) is one of the most common chronic inflammatory skin diseases with serious impact on quality of life. β-Glucans are natural substances with potent immunomodulatory and anti-inflammatory activity.

Methods: In a multicentre open split-body study, we studied the effect of Imunoglukan P4H® cream in a group of 105 patients with AD (39 males, 37%). Evaluation of subjective (visual analogue scale, VAS) and objective (EASI score, eczema area and severity index) characteristics of AD was carried out.

Results: In total, 80 patients (76.2%) completed the study. Topical β-glucan application resulted in the significant improvement of both objective and subjective symptoms of AD. On the application side, significant decline in the number of days with AD exacerbation and its severity was observed. Moreover, the subjects experienced decline of pruritus on the β-glucan half of the body (VAS score: 1.68 vs. 1.95, $p < 0.001$). During the study, the continual and significant decline of EASI scores on the site of β-glucan application was observed (V4: 1.57 vs. 1.85, $p < 0.001$). The preparation was in general well tolerated.

Conclusions: This is the first study evaluating and confirming the potential use of β-glucan-based cream as a supportive complementary therapy of atopic dermatitis.

01 프롤로그

◆ 흡수율 관련 논문 조사

의학 논문을 통해, 저희는 단순한 컨셉이 아닌 과학적으로 검증된, 피부 고민별로 효과가 있는 유효 성분들을 찾아 분류하는 작업을 진행했습니다. 이 과정에서 각 성분들이 서로 어떻게 상호작용하여 시너지 효과를 낼 수 있는지, 그리고 화장품의 흡수율을 높이는 방법은 무엇인지에 대해서도 연구를 시작했습니다. 이는 각 성분의 효과를 최대화하고, 피부에 더 잘 흡수되도록 하는 방법을 찾아내기 위한 중요한 단계였습니다. 이러한 연구를 통해, 효과적이고 과학적으로 입증된 화장품을 개발하는 데 필수적인 지식을 얻을 수 있었습니다.

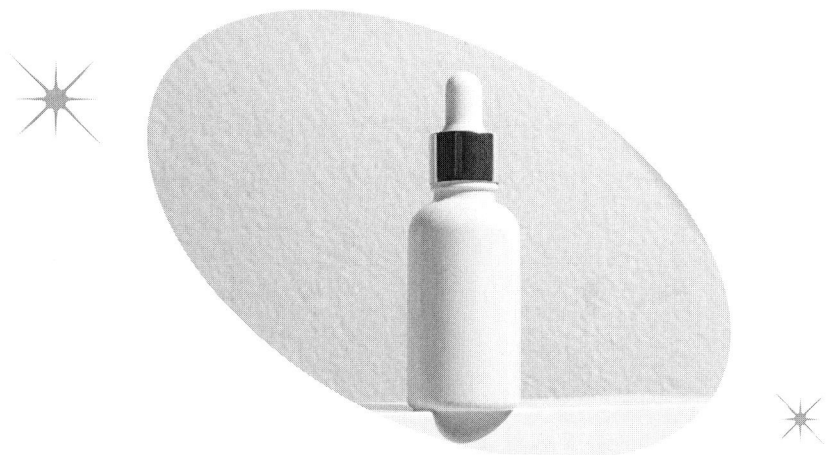

> **예시 01** 국소 비타민C (L-아스코빅애씨드: 경피 흡수 연구)
> 비타민C 아스코빅애씨드는 PH 3.5 미만이어야 흡수율 높음. 함량 최대 20% 유의미.

Topical L-ascorbic acid: percutaneous absorption studies

S R Pinnell [1], H Yang, M Omar, N Monteiro-Riviere, H V DeBuys, L C Walker, Y Wang, M Levine

Affiliations + expand
PMID: 11207686   DOI: 10.1046/j.1524-4725.2001.00264.x

Abstract

Background: Reactive oxygen species generated by ultraviolet light result in photocarcinogenic and photoaging changes in the skin. Antioxidants protect skin from these insults.

Objective: This study defines formulation characteristics for delivering L-ascorbic acid into the skin t supplement the skin's natural antioxidant reservoir.

Methods: L-ascorbic acid or its derivatives were applied to pig skin. Skin levels of L-ascorbic acid were measured to determine percutaneous delivery.

Results: L-ascorbic acid must be formulated at pH levels less than 3.5 to enter the skin. Maximal concentration for optimal percutaneous absorption was 20%. Tissue levels were saturated after three daily applications; the half-life of tissue disappearance was about 4 days. Derivatives of ascorbic acid including magnesium ascorbyl phosphate, ascorbyl-6-palmitate, and dehydroascorbic acid did not increase skin levels of L-ascorbic acid.

Conclusions: Delivery of topical L-ascorbic acid into the skin is critically dependent on formulation characteristics.

01 프롤로그

예시 02 페룰릭애씨드는 비타민C와 비타민E 혼합용액을 안정화시키고 피부 광보호 효과를 두 배로 증대

➡ 페룰릭애씨드, 토코페롤 함께 사용 시 광보호 효과 4배에서 8배로 효과 2배 증대

> J Invest Dermatol. 2005 Oct;125(4):826-32. doi: 10.1111/j.0022-202X.2005.23768.x.

Ferulic acid stabilizes a solution of vitamins C and E and doubles its photoprotection of skin

Fu-Hsiung Lin [1], Jing-Yi Lin, Ravindra D Gupta, Joshua A Tournas, James A Burch, M Angelica Selim, Nancy A Monteiro-Riviere, James M Grichnik, Jan Zielinski, Sheldon R Pinnell

Affiliations + expand
PMID: 16185284   DOI: 10.1111/j.0022-202X.2005.23768.x
Free article

Abstract

Ferulic acid is a potent ubiquitous plant antioxidant. Its incorporation into a topical solution of 15%l-ascorbic acid and 1%alpha-tocopherol improved chemical stability of the vitamins (C+E) and doubled photoprotection to solar-simulated irradiation of skin from 4-fold to approximately 8-fold as measured by both erythema and sunburn cell formation. Inhibition of apoptosis was associated with reduced induction of caspase-3 and caspase-7. This antioxidant formulation efficiently reduced thymine dimer formation. This combination of pure natural low molecular weight antioxidants provides meaningful synergistic protection against oxidative stress in skin and should be useful for protection against photoaging and skin cancer.

예시 03 화장품 및 치료제용 천연 스피큘을 이용한 새로운 진피 전달 시스템

천연 규산 스피큘은 생물학적 활성 성분의 국소 효능을 향상시키는 데 유익합니다. 그 결과는 피부 보호/개선 화장품 및 성능이 향상된 치료제 개발에 대한 실마리를 제공합니다.

> J Cosmet Dermatol. 2022 Oct;21(10):4754-4764. doi: 10.1111/jocd.14717. Epub 2022 Feb 1.

A novel dermal delivery system using natural spicules for cosmetics and therapeutics

Tae Gon Kim [1], Yoonjin Lee [1], Min Seo Kim [1], Jaehong Lim [1]

Affiliations + expand
PMID: 35034416 DOI: 10.1111/jocd.14771

Abstract

Background: Dermal delivery is versatile in therapeutics as well as cosmetics in pursuit of enhancing safety/efficacy and alleviating pain/fear to alternate oral/injective administrations. Natural siliceous spicules offer a potential approach via simple topical medications to circumvent poor penetrations through the skin barrier by loading, carrying, and releasing the active ingredients in a highly efficient and controlled manner.

Aims: The delivery of ingredients loaded on spicules is assessed to improve the dermal efficacy compared to simple topical treatments.

Methods: First, needle-like spicules were isolated from natural freshwater sponges. Then, the active ingredient was loaded via liposome formations. Finally, the dermal efficiency was evaluated.

Results: Natural siliceous spicules were purified, sorted, and fully characterized to appear 250 μm of length and 12 μm of diameter on average. A model ingredient, pectolinarin, was efficiently loaded onto the internal space of spicules via lecithin-based liposome formations. The penetration was visualized using a porcine skin sample with a fluorescent dye and assessed quantitatively by a Franz diffusion cell system. Dermal absorption rate was measured 73.4%, while the percutaneous penetration rate was 2.2%. The release pattern turned out a simple diffusion analyzed by Fick's law and Higuchi model. The liposomes loaded onto spicules were further stabilized by a hydrophobic capsulation, which may benefit the overall efficacy of the ingredient.

01 프롤로그

예시 04 생쥐 피부에서의 프로필렌글라이콜과 다이메틸아이소소바이드의 피부 침투 확산

➡ 각 용매를 개별적으로 평가한 결과 순수 다이메틸아이소소바이드가 피부를 통과하는 고유한 능력을 보유하고 있는 것으로 나타났습니다

> Eur J Pharm Biopharm. 1998 Nov;46(3):265-71. doi: 10.1016/s0939-6411(98)00030-7.

Codiffusion of propylene glycol and dimethyl isosorbide in hairless mouse skin

E Squillante [1], T Needham, A Maniar, S Kislalioglu, H Zia

Affiliations + expand
PMID: 9885297   DOI: 10.1016/s0939-6411(98)00030-7

Abstract

The in vitro percutaneous fluxes of propylene glycol (PG), cis-oleic acid (OA) and dimethyl isosorbide (DI) were determined and their effect on nifedipine (N) flux and lag time evaluated. PG, OA and DI flux through hairless mouse (HM) skin was measured in vitro by beta-scintigraphy and N permeation was measured by HPLC under finite and infinite dose conditions. Evaluation of each of the solvents separately showed that pure DI possessed the inherent ability to traverse the skin (12% in 24 h). For the tested formulation after 24 h, 57% of the PG and 40% of the DI had permeated across the skin with nearly linear permeation between 4 and 18 h and the relative order of permeation was PG > DI > N. DI permeation was further aided in the presence of PG and OA. N flux was dependent on concomitant solvent permeation. Over a 24-h test period a dose dependent response was observed for N, with 4.9-15.6 mg of N delivered from the lowest and highest doses, respectively, and the highest dose yielding zero-order flux of 146 (g/h per cm2).

Copyright 1998 Elsevier Science B.V.

◆ **유효 성분의 안전 함량 조사**

또한 효능이 좋은 성분이라 해도 성분 자체의 자극이 심할 수 있고, 아무리 자극이 낮은 성분이라 해도 너무 많이 사용되면 자극이 있을 수 있기 때문에 그에 대한 연구조사도 실시하였습니다.

<화장품 성분의 안전성 등급 기준을 제시하는 EWG 웹사이트>

※ EWG
비영리 조직인 Environmental Working Group의 약자로 74,000개 이상의 화장품 및 퍼스널 케어 제품에 대한 안전 등급을 매기는 Skin Deep 데이터베이스 등의 서비스를 제공합니다.
화장품 성분을 1에서 10까지 숫자로 등급을 매기며 1이 가장 안전하고 10이 가장 위험하다는 것을 의미합니다. 0~2점의 제품에는 낮은 위험도를 나타내는 녹색 색상 코드가 지정되고, 3~6점의 제품에는 중간 정도의 위험을 나

01 프롤로그

타내는 노란색 색상 코드가 지정되며, 7~10점의 제품에는 위험도가 높음을 나타내는 빨간색 코드가 지정됩니다.
성분별 데이터 등급에 따라 Limited(제한됨), Fair(적당함), Good(충분함)가 표시되기도 합니다.
다만, EWG Skin Deep 등급 시스템은 완벽하다 할 수 없으며 개인마다 피부 차가 있기 때문에 참고용으로 보는 것이 좋습니다.

<화장품 성분의 안전함량 기준을 알려주는 CIR 웹사이트>

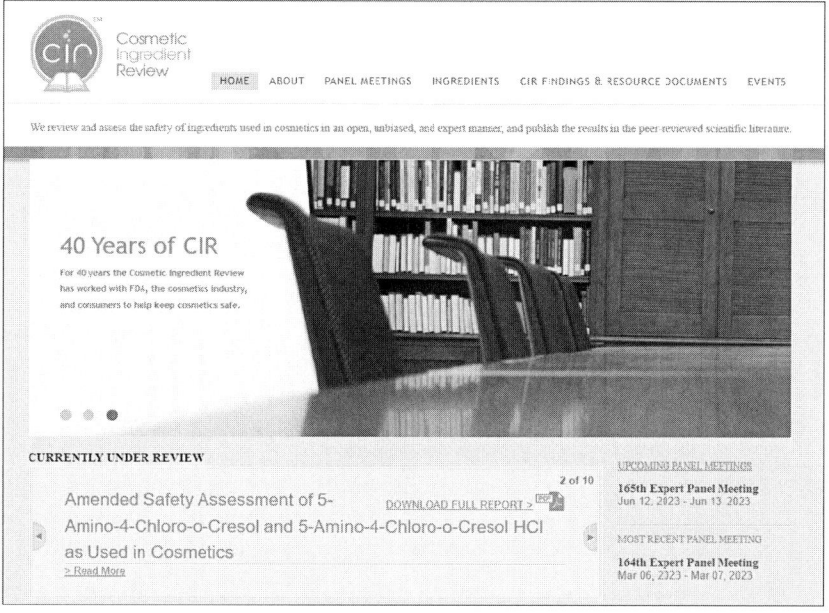

※ CIR
미국의 화장품 성분 검토 위원회(Cosmetic Ingredient Review, CIR)는 화

장품 성분의 안전성을 평가하는 독립적인 전문가 패널입니다. 1976년에 설립된 이 기구는 화장품 제조업체, 소비자, 정부 규제기관 사이의 협력을 통해 만들어졌습니다. CIR의 주요 목적은 화장품 성분의 안전성과 관련된 과학적 데이터를 검토하고 평가하는 것입니다.

<화장품 성분을 입력하면 성분별 장점,
코메도제닉 레벨 등을 분석해서 알려주는 Skin Signal 사이트>

01 프롤로그

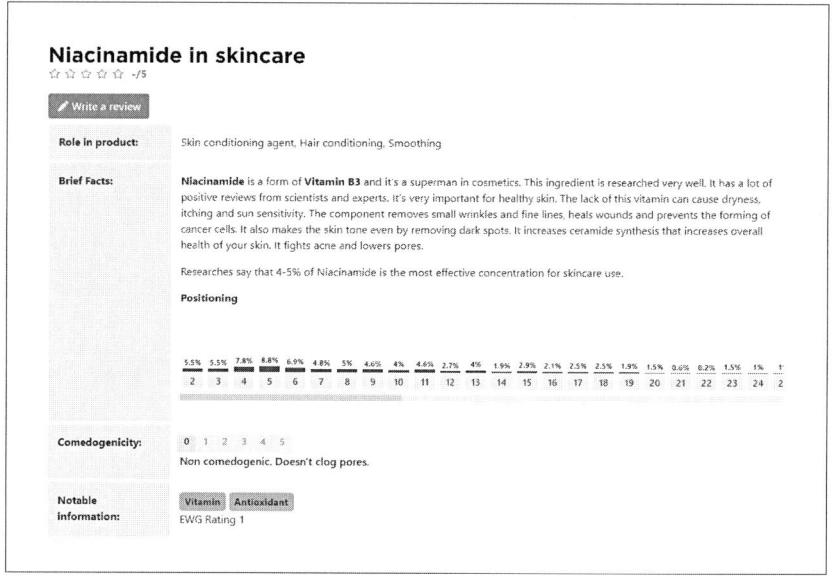

◆ 최고 전문가들의 협업

저희는 열심히 자료를 수집하며, 다양한 피부 고민에 효과적인 성분들이 무엇인지, 그리고 이들 성분의 적절한 유효함량과 안전함량을 연구했습니다. 또한 더 깊게 이해하고자 화장품 성분에 주로 포함된 분자들의 구조, 그 원자의 특징까지 공부하게 되었습니다. 그러나 이러한 노력에도 불구하고, 저는 여전히 부족함을 느꼈습니다. 그래서 화장품 개발 컨설팅 회사에 컨설팅을 받으며 추가적인 지식을 얻게 되었고, 이를 통해서도 많은 것을 배우게 되었습니다. 하지만 여전히 부족하다고 느껴 답답함을 느끼던 와중에 지인께서 국내 1등 화장품 회사의 최근 연구소장이셨던 H대표님을 소개해 주셨습니다. H대표님의 도움으로 부족했던 부분을 채울 수 있었고, 우리 회사는 2년간의 집요한 화장품 개발 여정을 통해 세계에서 효능으로 다섯 손가락 안에 꼽힌다고 자부할 만한 제품들을 개발할 수 있게 되었습니다.

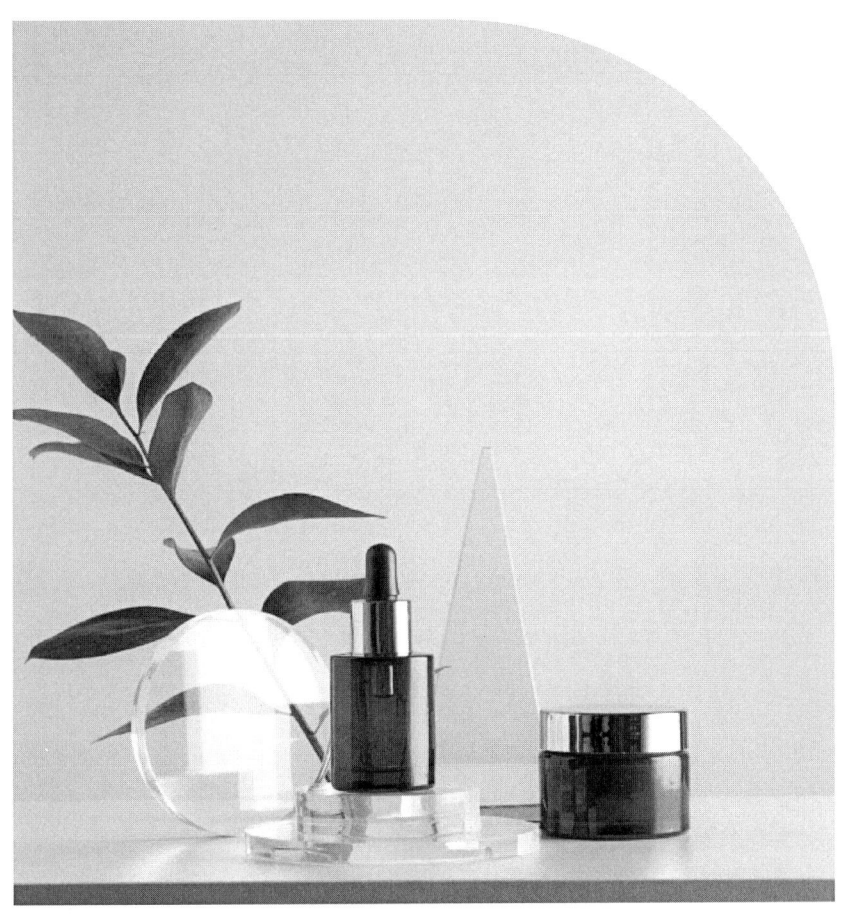

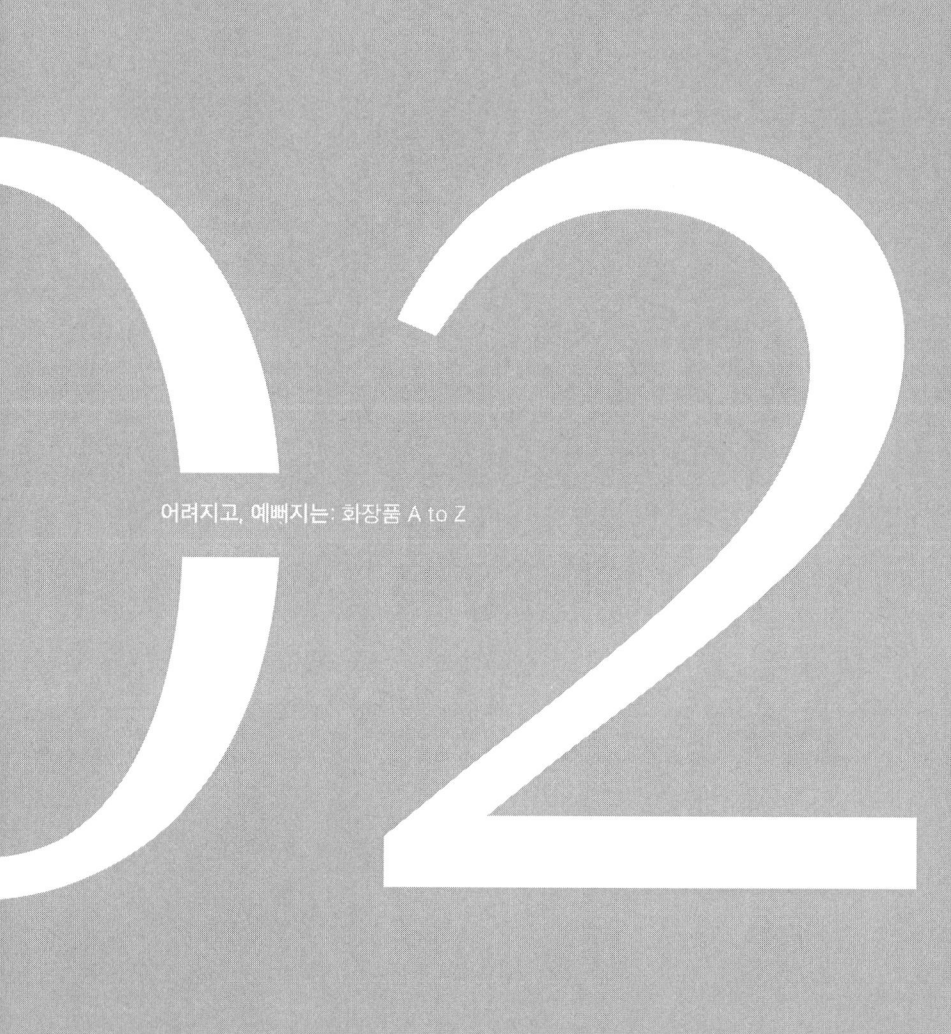

02

어려지고, 예뻐지는: 화장품 A to Z

화장품
어렵지 않아요

- 화장품에 기대하는 역할
- 화장품의 종류와 사용방법
- 화장품을 바르는 순서
- 나에게 맞는 좋은 화장품이란?

02 화장품 어렵지 않아요

화장품에 기대하는 역할

화장품은 피부 관리, 개선, 보호, 미적 향상 등 다양한 역할을 수행하는 여러 형태와 기능을 가진 제품군입니다. 때때로 화장품이 마치 피부 문제의 만병통치약처럼 과대 광고되는 경우가 있지만, 의약품과 화장품은 서로 다른 목적과 기능을 가지고 있으며, 이 둘 사이의 구분을 명확히 이해하는 것이 중요합니다.

1 의약품 …

- 주요 역할: 질병의 치료와 증상 완화에 중점을 둡니다. 예를 들어 여드름, 아토피 피부염, 주사피부염, 건선, 습진 등 다양한 피부 질환과 피부암에 사용됩니다.
- 피부 건강이 인생에 미치는 영향은 상당하므로, 염증 등의 피부 문제가 발생하면 병원 치료와 처방약을 통한 적절한 치료가 필요합니다.

2 화장품 …

- 주요 역할: 피부의 청결 유지, 보습 및 보호, 피부 건강 및 아름다움을 개선하는 데 중점을 둡니다. 예를 들면 클렌징, 보습, 자외선 차단, PH 밸런스 조절, 안티에이징, 미백, 주름 및 탄력 개선, 각질 및 모공 관리, 항산화, 메이크업 등이 있습니다.

- 올바른 안티에이징 스킨케어 사용은 피부를 아름답게 유지하고 개선하는 데 도움이 됩니다. 화장품 자체가 의약품은 아니지만, 여드름이나 아토피 같은 피부염을 치료받을 때 적절한 화장품을 사용하지 않으면 증상이 개선되지 않거나 다시 악화될 수 있습니다. 따라서 건강하고 깨끗한 피부 유지를 위해 피부 타입에 맞는 화장품 선택이 필수적입니다."

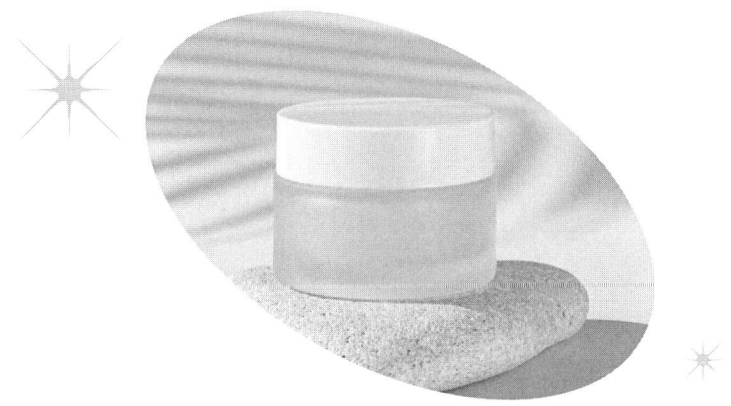

※ 코스메슈티컬(Cosmeceutical)

최근에는 '화장품(Cosmetic)'과 '약품(Pharmaceutical)'의 합성어로 코스메슈티컬(Cosmeceutical)이라는 개념이 사용되고 있습니다. 이는 일반 화장품과 의약품의 중간에 위치하는 제품 범주를 나타내는데, 주로 의학적으로 검증된 성분들을 활용하거나 의학적 임상을 거쳐서 약품으로의 효능도 일정 부분 기대할 수 있는 화장품을 의미합니다. 다만, 한국에서는 관련 법 상 화장품에서 코스메슈티컬이라는 표현을 사용하는 것이 금지되어 있습니다.

02 화장품 어렵지 않아요

[화장품의 종류 및 사용방법]

① 스킨케어 제품

(1) 클렌저

1) 클렌저 사용 목적
- 피부의 먼지, 노폐물, 기름, 메이크업 등을 제거하는데 사용됩니다.

2) 클렌저 사용 방법
- 아침에는 물세안이나 가벼운 친수성(물에 친한) 클렌저를 사용하는 것이 좋습니다. 저녁에는 메이크업을 제거하기 위해 친유성(오일에 친한) 클렌저로 1차 세안을 하고, 이어서 친수성 클렌저로 2차 세안을 하는 것이 추천됩니다.
- 만약 피부가 건조하다면, 아침과 저녁에 1차 세안만 하고, 친수성과 친유성 성분을 모두 포함하는 클렌징로션(클렌징밀크) 제품을 사용하는 것이 좋습니다.

3) 클렌저의 종류
- 친수성 클렌저: 클렌징폼, 클렌징워터, 클렌징젤, 클렌징패드, 효소 파우더, 비누 등
- 친유성 클렌저: 클렌징오일, 클렌징크림 등
- 친수성과 친유성을 모두 포함하는 중간 클렌저: 클렌징밀크

※ 이는 일반적인 분류이며, 클렌징젤, 클렌징패드, 효소 파우더, 비누 등에도 오일 성분이 다량 함유될 수 있으므로 제품의 전성분을 확인하는 것이 중요합니다.

(2) 토너

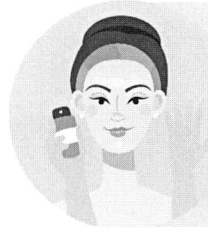

1) 토너의 사용 목적
- 토너는 클렌저 사용 후 알칼리화된 피부의 pH를 신속하게 약산성으로 바꾸는 역할을 합니다. 이는 모공을 정화하고, 후속 스킨케어 제품들의 흡수를 향상시키는 데 도움을 줍니다.

02 화장품 어렵지 않아요

2) 토너 사용 방법
- 클렌징 후, 손에 토너를 덜어 피부에 직접 두드리거나 화장솜에 적당량 덜어 얼굴을 부드럽게 닦아낼 수 있습니다.

3) 토너의 종류
- 토너는 스킨, 페이셜 워터, 리프레셔 등 다양한 명칭으로 불립니다. 이들은 모두 친수성 기반의 스킨케어 제품으로, 어떤 종류를 사용하든 사용 목적을 달성하기 위해서는 제품의 전성분을 확인하는 것이 중요합니다.
- ※ 추가적으로, 화장솜 사용에 관한 팁으로, 유기농 순면 화장솜은 나일론 화장솜에 비해 흡수성이 더 좋지만, 피부에는 더 강한 자극을 줄 수 있으므로 나일론 화장솜을 사용하는 것이 피부에 더 부드럽고 자극을 최소화할 수 있습니다.

---

(3) 세럼

1) 세럼의 사용 목적
- 세럼은 피부의 보습, 피부톤 개선(미백), 안티에이징(탄력 및 주름 개선),

피부 진정, 항산화 등 다양한 피부 관리 목적으로 사용됩니다.

2) 세럼의 사용 방법
- 토너 사용 후, 손바닥에 세럼을 몇 방울 떨어뜨리고 양손으로 얼굴 전체에 부드럽게 발라줍니다. 세럼이 피부에 잘 흡수되도록 부드럽게 두드려줍니다. 만약 편의를 위해 토너를 생략하고자 한다면, 세럼만 사용하는 것도 가능합니다. 토너와 세럼 중 하나를 선택해야 한다면, 피부 미용을 위해 세럼 사용을 추천합니다.

3) 세럼의 종류
- 사용감에 약간 차이가 있지만 유사한 종류로 세럼, 앰플, 에센스 등이 있습니다. 이들은 대체로 친수성과 친유성이 혼합된 스킨케어 제품이며, 어떤 종류를 사용하든 사용 목적을 달성하기 위해서는 제품의 전성분을 확인하는 것이 중요합니다.

※ 앰플은 세럼에 비해 더 꾸덕하고 끈적이는 경향이 있으며, 이로 인해 더 많은 효능 성분이 농축된 것으로 여겨질 수 있지만, 실제로는 꾸덕함과 끈적임은 효능 성분의 농축과 직접적인 관련이 적으며, 화장품의 점증제나 함습제 함량과 더 밀접한 관련이 있습니다.

02 화장품 어렵지 않아요

(4) 보습제

1) 보습제의 사용 목적
- 보습제는 주로 피부에 수분을 공급하고 수분 손실을 방지하는 데 사용됩니다. 또한, 일부 모이스처라이저 제품들은 안티에이징 또는 피부 진정(자극 회복)의 목적도 함께 가지고 있습니다.

2) 보습제 사용 방법
- 세럼을 바른 후 약 1분 정도 기다린 다음, 적당량의 보습제를 손에 덜어 얼굴에 고르게 펴 발라줍니다. 이후, 제품이 피부에 잘 흡수될 수 있도록 부드럽게 마사지합니다.

3) 보습제의 종류
- 보습제에는 로션, 에멀전, 크림, 아이크림 등이 포함됩니다.
- ※ 이들은 일반적으로 친수성과 친유성이 혼합된 기반의 스킨케어 제품이며, 피부 타입에 맞게 선택하는 것이 중요합니다. 예를 들어, 지성이나 트러블이 있는 피부는 오일이나 왁스 함량이 낮은 로션 또는 가벼운 크림이 적합합니다. 반면에 건성 피부는 오일 함량이 높은 크림이 추천됩니다. 아이크림은 특정 기능성 성분을 추가한 크림이기 때문에, 보습제의 종류에 관계없이 한 가지 제품만 덧발라 사용해도 충분하며, 사용 목적을 달

성하기 위해서는 제품의 전성분을 확인하는 것이 좋습니다.

---

(5) 선스크린

1) 선스크린 사용 목적
- 선스크린은 피부를 자외선으로부터 보호하고, UVA와 UVB 차단 기능을 제공합니다.

2) 선스크린 사용 방법
- 모든 스킨케어 단계가 완료된 후, 얼굴에 선스크린을 충분히 바릅니다. 목, 귀, 손 등 자외선에 노출되는 부위에도 발라줍니다. 외출 최소 15분 전에 선크림을 바르고, 필요에 따라 재도포 해야 자외선 차단 효과가 최대화됩니다.

3) PA와 SPF
- PA는 UVA 차단 기능을 나타내며, '+' 기호로 등급이 표시됩니다. '+'가 많을수록 더 강한 UVA 차단 기능을 가집니다.

02 화장품 어렵지 않아요

- SPF는 UVB 차단 기능을 나타냅니다. SPF 값이 높을수록 UVB 차단 효과가 더 높습니다. 일상생활에서는 SPF 30 이상의 제품 사용을 권장하며, 강한 햇볕에서는 SPF 50+ 제품을 사용하는 것이 좋습니다. 한국에서는 SPF 50+가 최대 등급으로, 이는 자외선 차단제가 UVB로부터 98% 이상의 보호 효과를 제공한다는 것을 의미합니다.

4) 화학적 차단제(유기자차)와 물리적 차단제(무기자차)

- 화학적 차단제는 피부에 흡수되어 자외선을 흡수하고 다른 에너지 형태로 변환합니다. 가벼운 질감과 발림성이 좋습니다.
- 물리적 차단제는 피부 표면에서 자외선을 반사하고 흩어지게 합니다. 발림성이 떨어지고 백탁 현상이 있을 수 있지만, 민감한 피부에 적합합니다.

5) 선스크린 종류

- 선크림, 선세럼, 선미스트, 선블록 등이 있습니다.

※ 효과적인 자외선 차단을 위해서는 선크림이나 선세럼을 충분히 바르는 것이 좋으며, 선미스트나 선블록은 추가로 덧바를 때 사용하기 적합합니다. 제품의 효과를 충분히 이해하기 위해 전성분을 확인하는 것이 중요합니다.

(6) 미스트

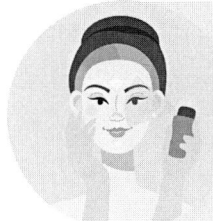

1) 미스트 사용 목적
- 미스트는 외출 시에도 편리하게 피부에 수분을 공급하고, 수분 손실을 방지하기 위해 사용됩니다. 일부 제품들은 안티에이징이나 피부 진정(자극 회복)의 목적도 가지고 있습니다.

2) 미스트 사용 방법
- 얼굴에서 충분한 거리를 두고, 눈을 감은 상태에서 얼굴 전체에 미스트를 고르게 뿌립니다. 미스트가 피부에 자연스럽게 흡수되도록 합니다.

※ 미스트를 사용할 때, 수분 공급 및 수분 손실 방지 목적을 달성하기 위해서는 오일이 충분히 함유된 제품을 선택하는 것이 좋습니다. 이는 수분만을 기반으로 한 친수성 성분의 제품이 수분을 더 빠르게 증발시킬 수 있기 때문입니다. 그러나 제품의 목적을 정확히 이해하고 적절한 선택을 하기 위해서는 제품의 전성분을 꼼꼼히 확인하는 것이 중요합니다.

02 화장품 어렵지 않아요

(7) 마스크팩

1) 마스크팩 사용 목적
- 마스크팩은 피부에 수분을 공급하고 유효 성분을 피부 깊숙이 침투시키는 데 사용됩니다.

2) 마스크팩 사용 방법
- 마스크팩을 사용하기 전에, 얼굴을 깨끗이 클렌징하고 토너로 피부 결을 정돈합니다. 그 후 마스크팩을 얼굴에 맞게 부드럽게 펼쳐 붙이고, 제품에 명시된 시간(대개 15-20분) 동안 놓아둔 후 제거합니다. 남은 에센스는 얼굴에 부드럽게 두드려 흡수시킵니다.

※ 마스크팩을 너무 오랫동안 얼굴에 붙이는 것은 피부의 수분 손실을 증가시킬 수 있으므로, 제품에 명시된 사용 시간을 준수하는 것이 중요합니다. 마스크팩의 효과를 정확히 이해하고 사용하기 위해서는 제품의 전성분을 확인하는 것이 권장됩니다.

(8) 트러블 패치

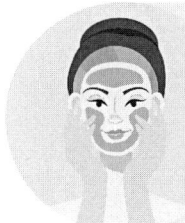

1) 트러블 패치 사용 목적
- 트러블 패치는 여드름이나 트러블이 있는 부위를 물리적으로 보호하여, 외부의 오염과 자극으로부터 격리합니다. 이는 여드름 치유를 가속화하고 흉터 형성을 최소화하는 데 도움을 줍니다.

2) 트리블 페치 시용 방법
- 트러블 패치를 사용하기 전에, 피부를 깨끗이 클렌징하고 말려줍니다. 그 후 트러블이 있는 부위에 패치를 붙입니다.

※ 패치는 몇 시간 동안이나 밤새도록 붙여 두는 것이 효과적입니다. 또한 제품의 목적을 정확히 이해하고 효과적으로 사용하기 위해서는 제품의 전성분을 확인하는 것이 중요합니다.

02 화장품 어렵지 않아요

② 헤어케어 제품

(1) 샴푸
- 샴푸는 두피와 모발을 깨끗하게 하는 제품입니다.

(2) 컨디셔너 및 트리트먼트
- 이들 제품은 모발을 부드럽고 윤기 있게 관리하며, 손상된 모발을 복구하고 강화하는 데 도움을 줍니다.

※ 제품의 효과를 정확히 이해하기 위해서는 제품의 전성분을 확인하는 것이 중요합니다.

③ 바디케어 제품

(1) 바디 워시
- 바디 워시는 몸을 깨끗하게 하는 제품입니다.

(2) 바디 로션/크림
- 이들은 몸에 수분을 공급하고 피부를 보호합니다.

(3) 바디 스크럽
- 바디 스크럽은 죽은 피부 세포를 제거하고 피부를 매끄럽게 합니다.

※ 제품의 효과를 정확히 이해하기 위해서는 제품의 전성분을 확인하는 것이 중요합니다.

④ 립케어 제품

(1) 립케어 사용 목적
- 립케어 제품은 입술에 수분과 영양을 제공하여 건조하고 갈라진 입술을 회복시키고, 촉촉한 입술을 유지하는 데 도움을 줍니다.

(2) 사용 방법
- 입술을 깨끗이 한 후, 립 케어 제품을 적당량 덜어 입술에 바릅니다. 필요에 따라 여러 번 덧바를 수 있으며, 특히 잠들기 전에 두껍게 바르면 입술이 밤새 집중적으로 회복됩니다.

※ 제품의 효과를 정확히 이해하기 위해서는 제품의 전성분을 확인하는 것이 중요합니다.

5 메이크업 제품

(1) 파운데이션
- 파운데이션은 피부 톤을 균일하게 하고 피부 결점을 커버합니다. 다양한 형태(액체, 크림, 파우더 등)로 제공됩니다.

(2) 컨실러
- 컨실러는 다크 서클, 여드름, 색소 침착 등 특정한 피부 결점을 가립니다.

(3) 블러셔
- 블러셔는 볼에 자연스러운 홍조를 더합니다. 파우더, 크림, 젤 형태 등 다양합니다.

(4) 아이섀도우
- 아이섀도우는 눈매를 강조하고, 다양한 색상과 텍스처로 화장을 완성합니다.

02 화장품 **어렵지 않아요**

(5) 립 제품
- 립스틱, 립글로스, 립밤 등이 있으며, 입술에 색상을 더하고 보습합니다.

※ 제품의 효과를 정확히 이해하기 위해서는 제품의 전성분을 확인하는 것이 중요합니다.

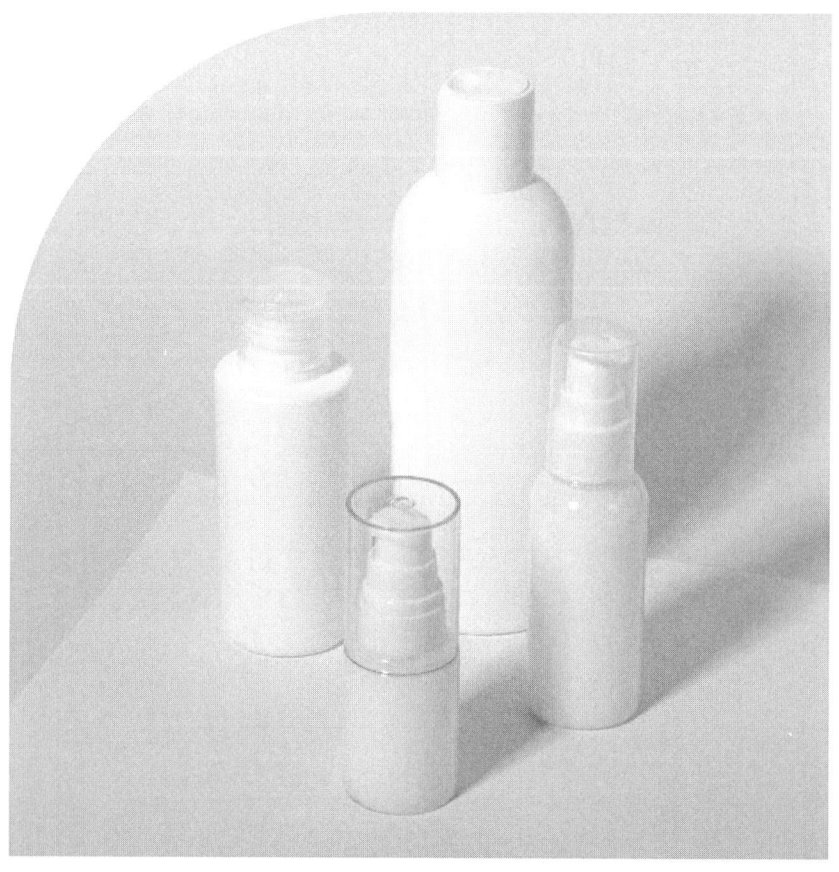

화장품(스킨케어) 제품을 바르는 순서

화장품을 바를 때는 일반적으로 가벼운 친수성 제품부터 무거운 친유성 제품 순서로 사용하는 것이 좋습니다. 기본적인 스킨케어 루틴은 다음과 같습니다.

1 클렌징

- 아침에는 물세안이나 가벼운 친수성 클렌저를 사용하고, 저녁에는 메이크업 제거를 위해 친유성 클렌저로 1차 세안 후 친수성 클렌저로 2차 세안을 합니다. 건조한 피부의 경우, 아침과 저녁에 친수성과 친유성 성분이 모두 포함된 클렌징로션(클렌징밀크) 사용을 권장합니다.

2 토너

- 클렌징 후 토너를 사용하여 피부의 pH 균형을 맞추고 모공을 정돈합니다. 간편한 스킨케어를 선호한다면 토너를 생략하고 바로 세럼을 사용할 수도 있습니다.

3 세럼

- 특정 피부 고민을 개선하거나 안티에이징을 위해 사용합니다. 토너와 세럼 중 하나를 선택해야 한다면, 세럼 사용을 권장합니다.

02 화장품 어렵지 않아요

④ 보습제
- 수분을 공급하고 피부를 보호하기 위해 사용합니다. 지성 트러블성 피부에는 오일이나 왁스 함량이 낮은 제품을, 건성 피부에는 오일 함량이 높은 제품을 권장합니다.

⑤ 선스크린
- 낮 시간에 자외선으로부터 피부를 보호하기 위해 사용합니다. 오전에 발라서 오후에 한 번 더 덧발라주는 것이 좋습니다.

⑥ 미스트
- 외출 중에도 수시로 피부에 수분을 공급하고 수분 손실을 방지하기 위해 사용합니다.

※ 제품 간에는 약 30초에서 1분의 간격을 두어 제품이 피부에 충분히 흡수될 수 있도록 합니다. 이 스킨케어 순서는 일반적인 가이드라인이며, 피부 상태나 사용하는 제품의 특성에 따라 변경할 수 있습니다. 예를 들어, 아침과 저녁에 다른 종류의 세럼을 사용하거나, 건조한 피부의 경우 저녁에 더 무거운 크림을 사용하는 것이 효과적일 수 있습니다. 또한 주 1~2회 각질 관리용 세럼을 추가하면 피부결을 더 매끄럽게 하는 데 도움이 됩니다.

어려지고, 예뻐지는: 화장품 A to Z

50 · 51

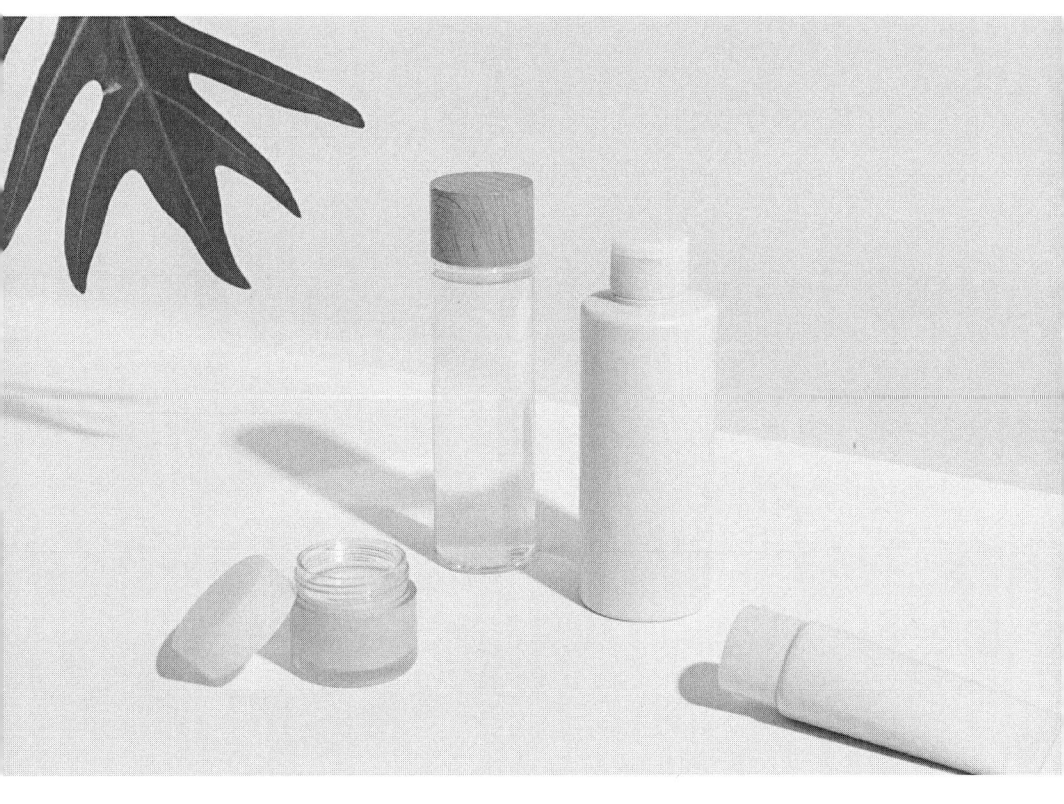

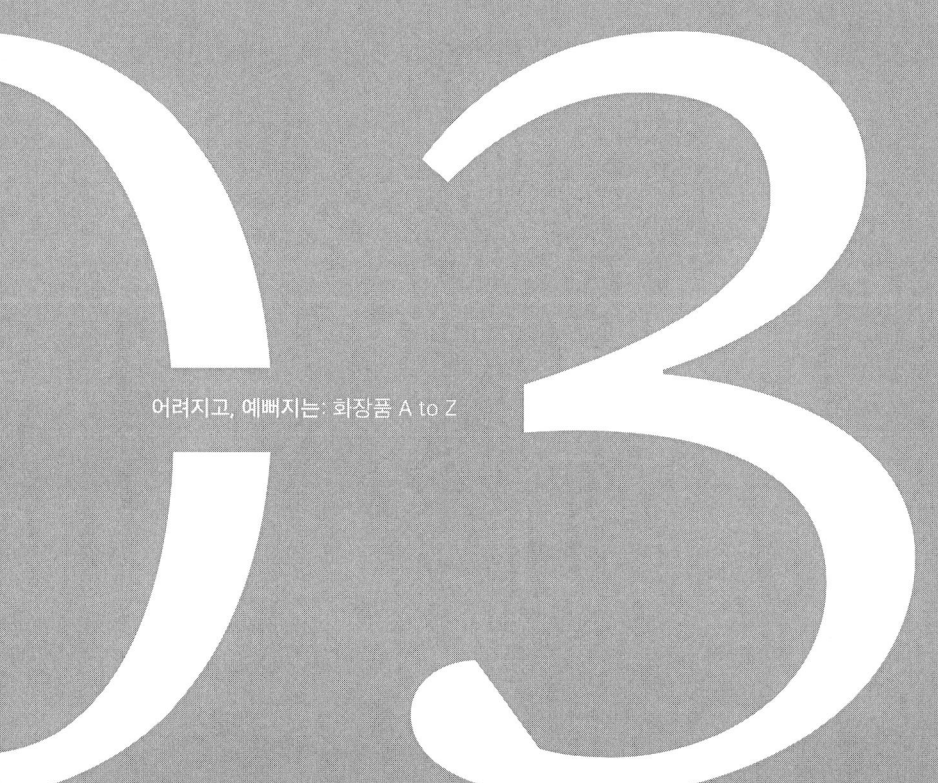

어려지고, 예뻐지는: 화장품 A to Z

피부 타입 및
고민에 따른 화장품 선택법

- 화장품에 기대하는 역할
- 화장품의 종류와 사용방법
- 화장품을 바르는 순서
- 나에게 맞는 좋은 화장품이란?

03 피부 타입 및 고민에 따른 **화장품 선택법**

[피부 타입 유형 및 관리법]

피부 타입을 이해하는 것은 스킨케어 제품과 루틴을 선택하는 데 매우 중요합니다. 하지만, 일반적인 피부 타입 유형에 대한 설명을 듣기 전에 저자가 경험한 피부타입의 복잡성을 먼저 이해하는 것이 필요한 것 같습니다. 제품 개발 초기에 저희 팀은 고가의 장비를 사용해 고객들의 피부 타입을 정밀하게 분석했습니다. 그러나 이 과정에서 기계적 측정값과 고객이 느끼는 피부 상태 간에 종종 불일치가 발생했습니다. 예를 들어, 장비로는 건조함이 평균 이하로 나타났지만 고객은 건조함을 심하게 느끼는 경우들이 있거나, 민감성 피부의 경우 고객이 느끼는 정도가 기계 측정값보다 더 높게 나타나는 사례들이 있었던 것입니다.

이러한 경험으로 인해, 피부 타입을 기계적으로만 측정하는 것이 아니라, 개인이 실제로 느끼는 바를 더 중요하게 여기는 것이 좋겠다 라는 결론을 내렸습니다. 따라서, 일반적으로 피부 타입을 분류하는 것은 유용하지만, 개인의 느낌과 경험을 고려하는 것이 더 중요할 수 있습니다. 본인의 피부 타입을 복잡하게 생각하기보다는 자신이 생각하는 피부의 특징과 고민에 맞춰 피부 타입을 선택하고 관리하는 것이 더 좋을 것 같습니다.

※ 그리고 아래의 피부 타입별 제품의 '주요 성분'에 대한 상세 설명은 뒤에 있는 '피부 고민별 주요 화장품 성분'에서 좀 더 자세히 다루도록 하겠습니다.

① 건성 피부

(1) 특징
- 건성 피부는 수분과 유분이 부족해 건조하며, 때때로 피부가 당기는 느낌을 경험할 수 있습니다.

(2) 피부 고민
- 주로 건조함, 가려움, 각질 등의 문제를 겪을 수 있습니다.

(3) 관리 방법

1) 클렌징
- 약산성이면서 보습 성분을 포함한 클렌징밀크, 클렌징젤, 클렌징폼 등을 사용합니다.
- 주요 성분: PHA(글루코노락톤), 글리세릴글루코사이드, 세틸알코올, 스테아릴알코올, 스쿠알란, 카프릴릭/카프릭트라이글리세라이드 등이 포함됩니다.

2) 세럼
- 수분 보충에 초점을 맞춘 세럼을 사용합니다.
- 주요 성분: 히알루론산, 글리세린, 글리세릴글루코사이드, 우레아, PCA, 세라마이드, 스쿠알란, 나이아신아마이드, 덱스판테놀 등이 포함됩니다.

3) 보습제
- 피부에 깊은 보습을 제공하는 무거운 질감의 크림을 사용합니다.
- 주요 성분: 시어버터, 세라마이드, 콜레스테롤, 지방산, 스쿠알란, 카프릴릭/카프릭트라이글리세라이드, 토코페롤 등이 포함됩니다.

4) 선스크린
- 건성 피부에 추가적인 보습을 제공하는 자외선 차단제를 사용합니다.

03 피부 타입 및 고민에 따른 **화장품 선택법**

② 지성 피부

(1) 특징
- 지성 피부는 피지 분비가 많아 윤기가 나는 경향이 있고, 모공이 확장되어 있을 수 있습니다.

(2) 피부 고민
- 주로 여드름, 블랙헤드, 번들거림 등의 문제를 겪을 수 있습니다.

(3) 관리 방법

1) 클렌징
- 과도한 피지와 노폐물을 제거하는 데 효과적인 약산성 클렌징 젤이나 폼을 사용합니다.
- 주요 성분: BHA(살리실릭애씨드), PHA(글루코노락톤), LHA(카프릴로일살리실릭애씨드) 등이 포함됩니다.

2) 세럼
- 피지 조절 및 모공 관리에 도움을 주는 세럼을 선택합니다.
- 주요 성분: 레티놀, 하이드록시피나콜론레티노에이트, AHA(글라이콜릭애씨드 등), BHA(살리실릭애씨드), PHA(글루코노락톤 등), 나이아신아마이드, 징크피씨에이, 티트리 오일, 징크피씨에이, 카르니틴 등이 포함됩니다. AHA나 BHA 제품은 매일 사용하거나 레티놀 또는 비타민C와 함께 사용 시 피부에 강한 자극을 줄 수 있으니 주의가 필요합니다.

3) 보습제
- 가벼운 질감의 보습제를 사용합니다.
- 주요 성분: 히알루론산, 글리세린, 우레아, PCA, 세라마이드, 스쿠알란, 나이아신아마이드, 덱스판테놀, 잇꽃씨오일, 해바라기씨오일, 햄프씨드

오일 등이 포함됩니다. 오일이나 왁스류가 포함된 제품은 피하되, 오메가-6 지방산이 풍부한 일부 오일은 지성 피부에도 적합할 수 있습니다.

4) 선스크린
- 가벼운 질감을 제공하는 자외선 차단제를 사용합니다.
- 주요 성분: 무기자차(징크옥사이드 등)이 포함됩니다.

③ 수부지 피부(수분이 부족한 지성 피부)

(1) 특징
- 수부지 피부는 피지 분비는 많지만 수분이 부족한 상태로, 피부 표면은 번들거리지만 실제로는 탄력이 부족하고 건조함을 느낄 수 있습니다.

(2) 피부 고민
- 주요 고민으로는 여드름, 블랙헤드, 피부의 번들거림, 얼굴의 당김 등이 있습니다.

(3) 관리 방법

1) 클렌징
- 피부의 수분을 유지할 수 있는 순한 약산성 클렌저를 사용합니다.
- 주요 성분: PHA(글루코노락톤), 글리세릴글루코사이드 등이 포함됩니다.

2) 세럼
- 수분 공급에 중점을 둔 세럼을 선택합니다.
- 주요 성분: 히알루론산, 글리세린, 글리세릴글루코사이드, 우레아, PCA, 세라마이드, 스쿠알란, 나이아신아마이드, 덱스판테놀 등이 포함됩니다.

03 피부 타입 및 고민에 따른 화장품 선택법

3) 보습제
- 수분과 유분의 균형을 맞춘 가벼운 보습제를 사용합니다.
- 주요 성분: 세라마이드, 히알루론산, 글리세린, 우레아, PCA, 스쿠알란, 나이아신아마이드, 덱스판테놀, 잇꽃씨오일, 해바라기씨오일, 햄프씨드오일 등이 포함됩니다. 오일이나 왁스류가 포함된 제품은 피하되, 오메가-6 지방산이 풍부한 오일이 포함된 제품은 적합할 수 있습니다.

4) 선스크린
- 피부에 부담이 없는 가벼운 질감의 자외선 차단제를 사용합니다.
- 주요 성분: 무기자차(징크옥사이드 등)이 포함됩니다.

④ 민감성(트러블성) 피부

(1) 특징
- 민감성 피부는 신체 내부 또는 외부 자극에 민감하게 반응하여 자극, 홍조, 부종, 가려움, 염증 등을 경험할 수 있습니다.

(2) 피부 고민
- 주된 고민으로는 피부 자극, 홍조, 염증, 여드름, 아토피 등이 있습니다.

(3) 관리 방법

1) 클렌징
- 자극이 적은 순한 약산성 클렌저를 사용합니다.
- 주요 성분: 비이온 계면활성제(라우릴글루코사이드, 데실글루코사이드 등), 양쪽성 계면활성제(다이소듐코코암포다이아세테이트 등), 덱스판테놀, 나이아신아마이드, 알란토인, 알로에베라 등이 포함됩니다.

2) 세럼
- 피부 진정과 보호에 초점을 맞춘 세럼을 선택합니다.
- 주요 성분: 나이아신아마이드, 덱스판테놀, 다이포타슘글리시리제이트, 알란토인, 알파-비사보롤, 마데카소사이드 등이 포함됩니다.

3) 보습제
- 피부 자극을 최소화하는 순한 성분의 보습제를 사용합니다.
- 주요 성분: 세라마이드, 콜로이달오트밀, 나이아신아마이드, 알란토인, 다이포타슘글리시리제이트, 호호바오일, 토코페롤 등이 포함됩니다.

4) 선스크린
- 민감성 피부에 적합한 순한 자외선 차단제를 사용합니다.
- 주요 성분: 무기자차(티타늄디옥사이드 등)이 포함됩니다.

⑤ 기미, 잡티 피부

(1) 특징
- 기미와 잡티가 있는 피부는 피부에 얼룩덜룩한 색소 침착이 나타나며, 이는 자외선 노출, 호르몬 변화, 염증 후 상태 등에 의해 더욱 악화될 수 있습니다.

(2) 피부 고민
- 주된 고민으로는 기미, 잡티, 색소 침착 등이 있습니다.

(3) 관리 방법

1) 클렌징
- 순하면서도 효과적인 약산성 클렌저를 사용합니다.
- 주요 성분: PHA(글루코노락톤), 글리세릴글루코사이드 등이 포함됩니다.

03 피부 타입 및 고민에 따른 **화장품 선택법**

2) 세럼
- 미백 및 색소 침착 개선에 도움이 되는 세럼을 사용합니다.
- 주요 성분: 트라넥사믹애씨드, 나이아신아마이드, 아스코빅애씨드, 에칠아스코빌에텔, 레티놀, 하이드록시피나콜론레티노에이트, 다이포타슘글리시리제이트, AHA(글라이콜릭애씨드 등), PHA(글루코노락톤 등), 글루타티온, 알부틴, 코직애씨드 등이 포함됩니다.

3) 보습제
- 피부 보호 및 진정 효과가 있는 보습제를 사용합니다.
- 주요 성분: 세라마이드, 콜로이달오트밀, 히알루론산, 글리세린, 우레아, PCA, 스쿠알란, 나이아신아마이드, 덱스판테놀, 잇꽃씨오일, 해바라기씨오일, 햄프씨드오일 등이 포함됩니다.

4) 선스크린
- 높은 자외선 차단 지수를 가진 자외선 차단제를 사용합니다.

⑥ 주름 타입

(1) 특징
- 주름 타입의 피부는 자외선에 의한 광노화, 자연적인 노화 과정, 피부 손상, 수분 부족 등으로 인해 발생하는 주름과 탄력 저하가 주된 특징입니다.

(2) 피부 고민
- 탄력 저하와 주름이 주요 고민입니다.

(3) 관리 방법
1) 클렌징

- 피부에 부담이 적으면서도 효과적인 약산성 클렌징 제품을 사용합니다.
- 주요 성분: PHA(글루코노락톤), 글리세릴글루코사이드 등이 포함됩니다.

2) 세럼
- 주름 및 탄력 개선에 초점을 맞춘 세럼을 사용합니다.
- 주요 성분: 레티놀, 하이드록시피나콜론레티노에이트, 아데노신, 펩타이드, 유비퀴논, 레스베라트롤 등이 포함됩니다.

3) 보습제
- 피부 탄력과 보습을 돕는 안티에이징 크림을 사용합니다.
- 주요 성분: 세라마이드, 콜로이달오트밀, 히알루론산, 글리세린, 우레아, PCA, 스쿠알란, 나이아신아마이드, 덱스판테놀, 잇꽃씨오일, 해바라기씨오일, 햄프씨드오일 등이 포함됩니다.

4) 선스크린
- 주름 예방을 위해 효과적인 자외선 차단제를 사용합니다.

⑦ 정상 피부

(1) 특징
- 정상 피부는 피지와 수분의 균형이 잘 맞으며, 특별한 피부 문제가 없는 상태를 나타냅니다.

(2) 피부 고민
- 특별한 피부 고민이 없으며, 지속적인 피부 상태 유지가 중요합니다.

(3) 관리 방법
- 약산성 클렌징과 안티에이징 및 항산화 세럼을 사용하고, 기본적인 보습으로 피부 상태를 유지합니다.

03 피부 타입 및 고민에 따른 **화장품 선택법**

닥터 레슬리 바우만의 16가지 피부 분류

닥터 레슬리 바우만(Dr. Leslie Baumann)은 피부과학 분야의 저명한 전문가로, 피부 타입을 16가지로 세분화했습니다. 이 분류는 피부 MBTI로도 알려져 있으며, 다음과 같이 구성됩니다.

① 피부의 4가지 주요 특성

(1) 수분 (건성 vs 지성)
- 건성(D): 수분 수준이 낮고 자주 건조함을 경험합니다.
- 지성(O): 과도한 피지 분비로 인한 유분기와 여드름 발생 가능성이 높습니다.

(2) 민감도 (민감성 vs 저항성)
- 민감성(S): 내부 및 외부 자극에 쉽게 반응하여 홍조, 가려움, 발진, 염증 등이 발생할 가능성이 높습니다.
- 저항성(R): 내부 및 외부 자극에 강하며, 알러지 반응이나 피부 문제가 적습니다.

(3) 색소 침착 (색소 침착 vs 비색소 침착)
- 색소 침착(P): 기미, 주근깨, 잡티 등 색소 침착 발생 가능성이 높습니다.
- 비색소 침착(N): 색소 침착이 거의 없습니다.

(4) 주름 (주름 vs 탄력)
- 주름(W): 주름이 있는 또는 쉽게 생기는 피부입니다.
- 탄력(T): 탄력이 있고 주름이 적은 피부입니다.

② 닥터 바우만 피부타입 분류

(1) 각 카테고리의 조합
- 총 16가지 피부 타입이 정의됩니다. 예를 들어, DSPT는 건성, 민감, 색소 침착, 주름이 없는 타입을 나타냅니다. 반면, ORNW는 지성, 저항력, 비색소 침착, 주름 있는 타입을 의미합니다. 가장 건강한 피부 타입은 DRNT 또는 ORNT로 간주되며, 개선이 필요한 피부는 DSPW, OSPW로 여겨집니다.
- 이러한 분류를 통해 개인의 피부 특성에 맞는 스킨케어 방법을 선택할 수 있으며, 저희 자사몰에서도 피부 MBTI별로 추천하는 제품을 찾을 수 있습니다.

(2) 16가지 피부타입
- DSPT: 건성, 민감, 색소 침착, 주름 없음
- DSPW: 건성, 민감, 색소 침착, 주름
- DSNT: 건성, 민감, 비색소 침착, 주름 없음
- DSNW: 건성, 민감, 비색소 침착, 주름
- DRPT: 건성, 저항력, 색소 침착, 주름 없음
- DRPW: 건성, 저항력, 색소 침착, 주름
- DRNT: 건성, 저항력, 비색소 침착, 주름 없음
- DRNW: 건성, 저항력, 비색소 침착, 주름
- OSPT: 지성, 민감, 색소 침착, 주름 타입
- OSPW: 지성, 민감, 색소 침착, 주름
- OSNT: 지성, 민감, 비색소 침착, 주름 없음
- OSNW: 지성, 민감, 비색소 침착, 주름

03 피부 타입 및 고민에 따른 **화장품 선택법**

- ORPT: 지성, 저항력, 색소 침착, 주름 없음
- ORPW: 지성, 저항력, 색소 침착, 주름
- ORNT: 지성, 저항력, 비색소 침착, 주름 없음
- ORNW: 지성, 저항력, 비색소 침착, 주름

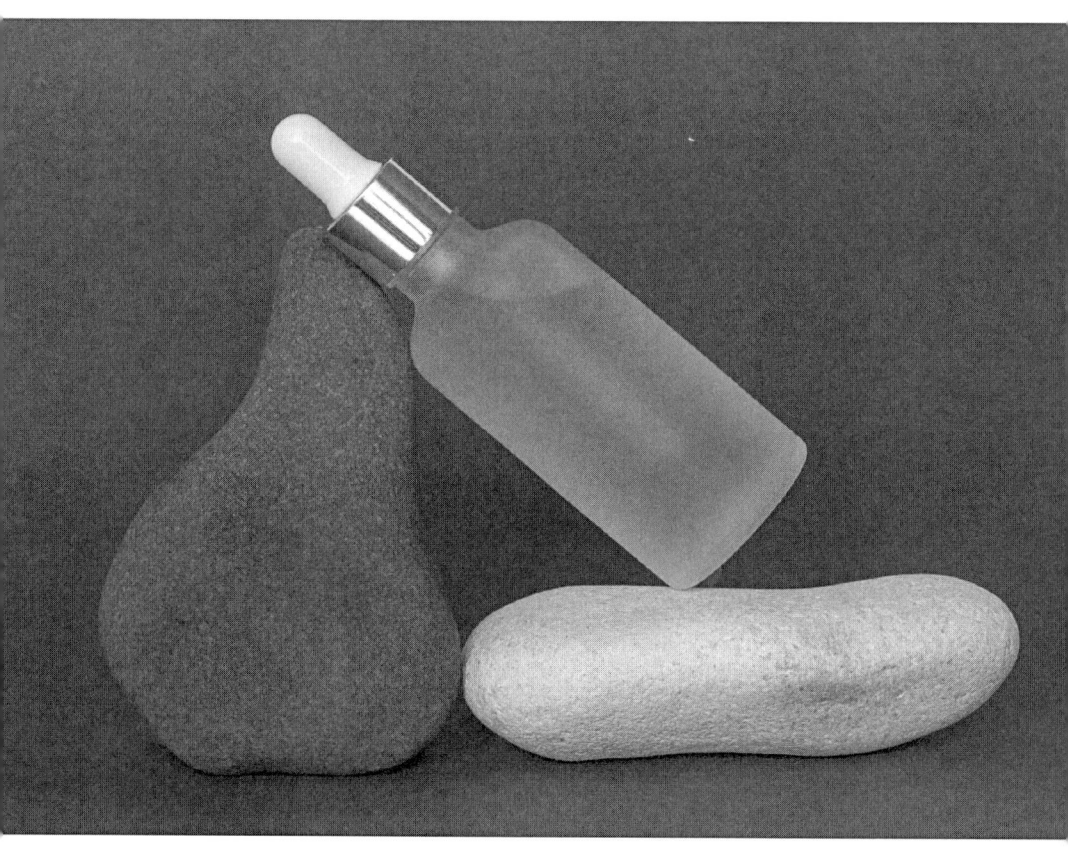

어려지고, 예뻐지는: 화장품 A to Z

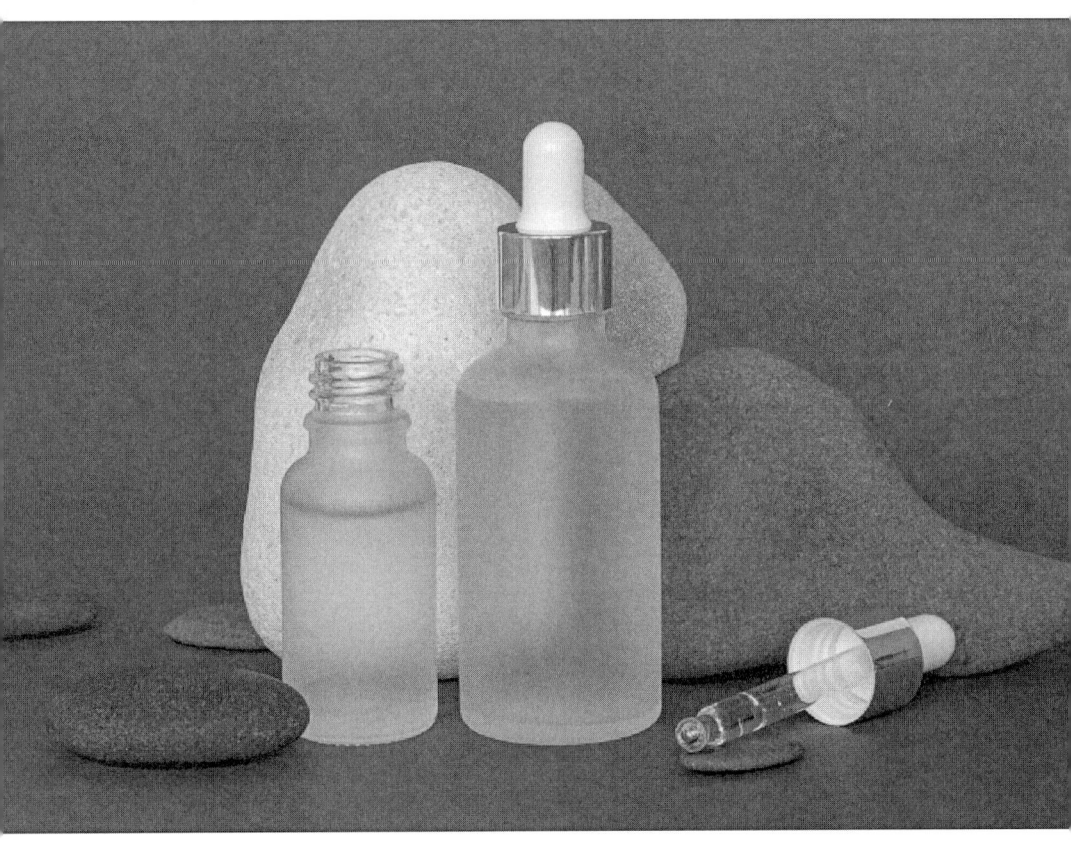

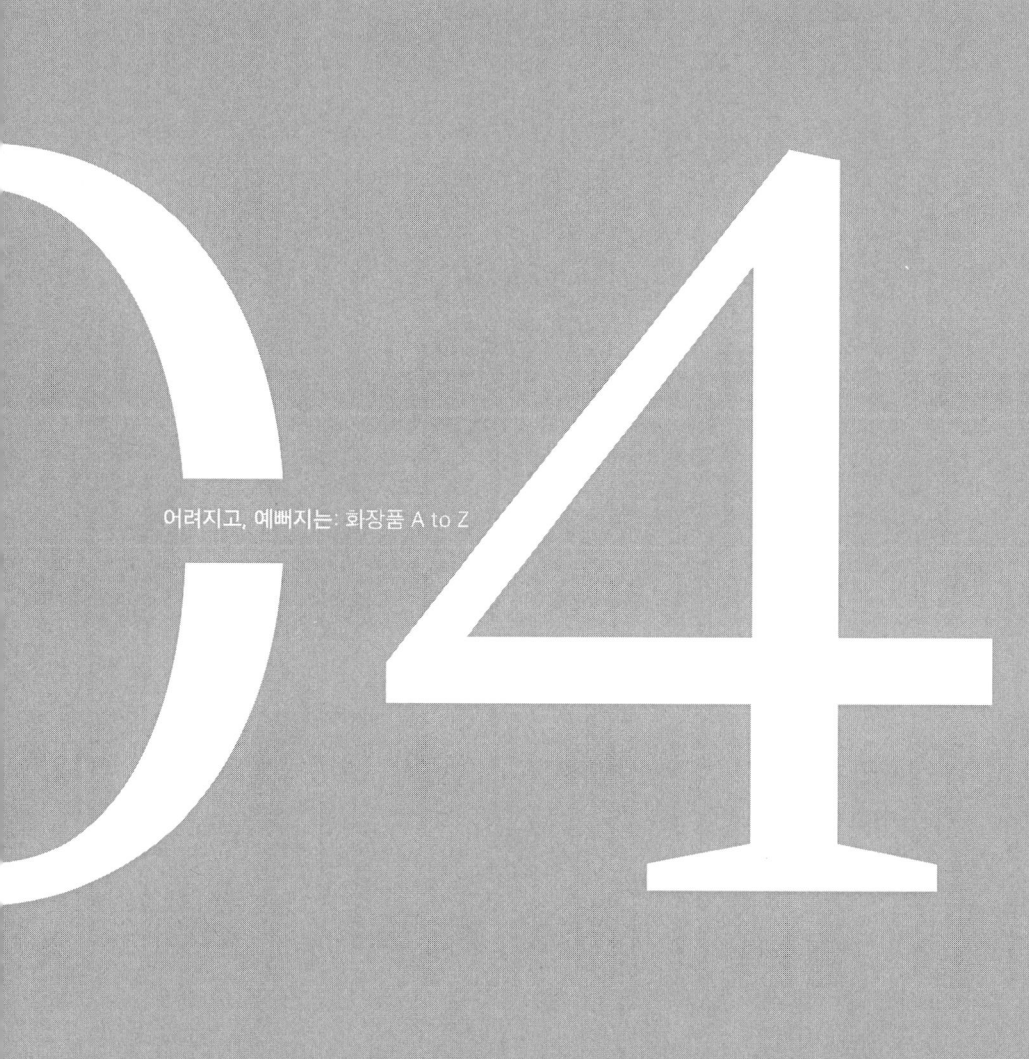

04

어려지고, 예뻐지는: 화장품 A to Z

사랑하는 가족을 위하여
배워보아요

- 화장품이 만들어지는 과정
- 음식 요리와 화장품 제조의 유사성과 차이점
- 화장품 만들 때 사용되는 재료들
- 피부 고민별 주요 화장품 성분

04 사랑하는 가족을 위하여 배워보아요

[화장품이 만들어지는 과정]

화장품은 일상에서 매일 사용되는 가까운 물건임에도 불구하고 글리세린, 히알루론산, 나이아신아마이드 등의 낯선 성분명 때문에 복잡하고 멀게 느껴질 수 있습니다. 하지만, 이러한 복잡한 성분들을 떠나서, 화장품 제조 과정 자체를 살펴보면, 실제로 음식을 요리하는 과정과 유사한 점이 많습니다. 이러한 비교를 통해 화장품 제조 과정을 보다 쉽고 친근하게 이해할 수 있습니다.

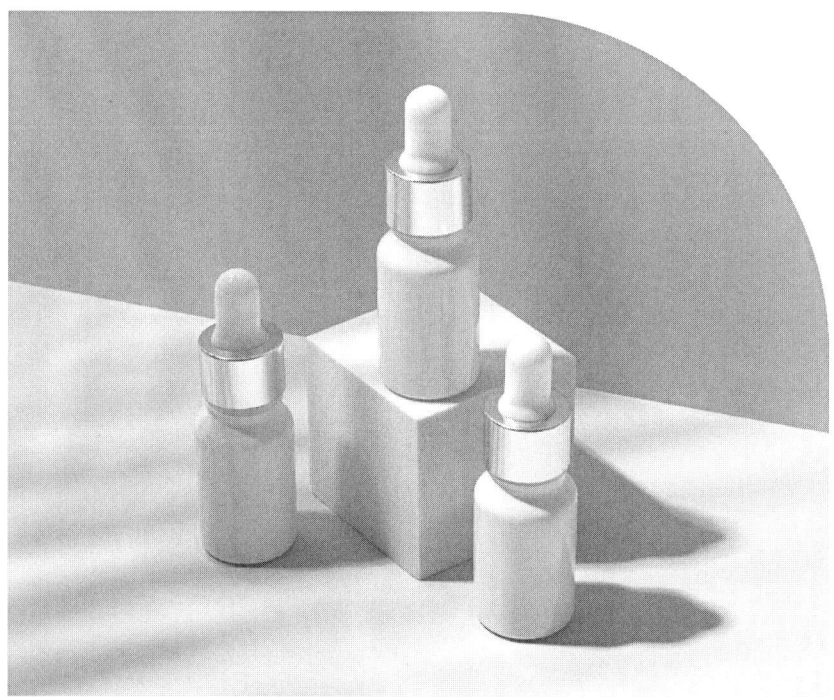

김치찌개 레시피

1) 재료

- 신김치: 2컵, 돼지고기(삼겹살 또는 목살): 200g, 두부: 1/2모, 대파: 1대, 마늘: 2쪽, 고추장: 1큰술, 고춧가루: 1/2큰술, 간장: 1큰술, 설탕: 1/2큰술, 참기름: 약간, 물: 4컵

2) 만드는 순서

- 고기 볶기 → 김치 넣기 → 양념(고추장, 고춧가루, 간장, 설탕) 넣고 잘 섞기 → 물 넣고 끓이기 → 두부와 대파 넣기 → 맛 보기 → 간 맞추기 → 그릇에 담기

히알루론산 토너 레시피

1) 재료

- 정제수 1컵, 히알루론산 파우더 1/2티스푼, 글리세린 1스푼, 천연 보존제 1/2스푼, 기타 선호 재료(미백, 주름 개선, 피부 진정 등) 1~2스푼(선택사항)

2) 만드는 순서

- 큰 용기에 정제수 담기 → 히알루론산 파우더 넣기 → 글리세린 넣기 → 천연 보존제 넣기 → 기타 선호 재료 넣기 → 잘 섞기 → 거품 빼기 → 안정화시키기 → 최종 상태 확인 → 병에 담기

04 사랑하는 가족을 위하여 배워보아요

[음식 요리와 화장품 제조의 유사성과 차이점]

① 음식 요리와 화장품 제조의 유사점

(1) 재료 사용의 유사성
- 화장품과 음식은 모두 다양한 재료를 사용합니다. 음식에는 육류, 채소, 곡류, 유제품, 과일 등이 사용되고, 화장품에는 친수성 성분, 친유성 성분, 계면활성제 등이 사용됩니다.

(2) 재료의 품질과 양의 중요성
- 품질에 가장 중요한 요소는 어떤 재료를 얼마나 사용하는지 입니다. 믿을 수 있는 거래처로부터 재료를 조달하고, 안전성에 대한 규제 요건을 충족하는 것이 중요합니다.

(3) 과유불급의 원칙
- 과식하면 몸에 안 좋은 것처럼 화장품도 너무 많은 양을 바르는 것은 오히려 해로울 수 있습니다. 예를 들어, 비타민A(레티놀), 비타민B3(나이아신아마이드)와 같은 효능 성분들은 과용하면 피부 자극을 일으킬 수 있습니다.

② 음식 요리와 화장품 제조의 차이점

(1) 제조 공정의 복잡성
- 화장품 제조에는 식품 제조보다 복잡하고 특수한 장비가 더 많이 필요합

니다. 예를 들어, 호모믹서나 고압 균질기를 사용하여 성분의 분리를 방지하는 등의 공정이 있습니다.

(2) 가열 방식의 차이
- 음식은 가열하여 조리하지만, 화장품은 가열 시 효능 성분의 효과가 떨어질 수 있어 주로 상온에서 섞는 것이 원칙입니다.

※ 이러한 유사점과 차이점에도 불구하고, 쉐프와 화장품 연구원 모두 최고 품질의 제품을 만들어 고객을 행복하게 하고자 하는 같은 마음과 열정을 가지고 있습니다.

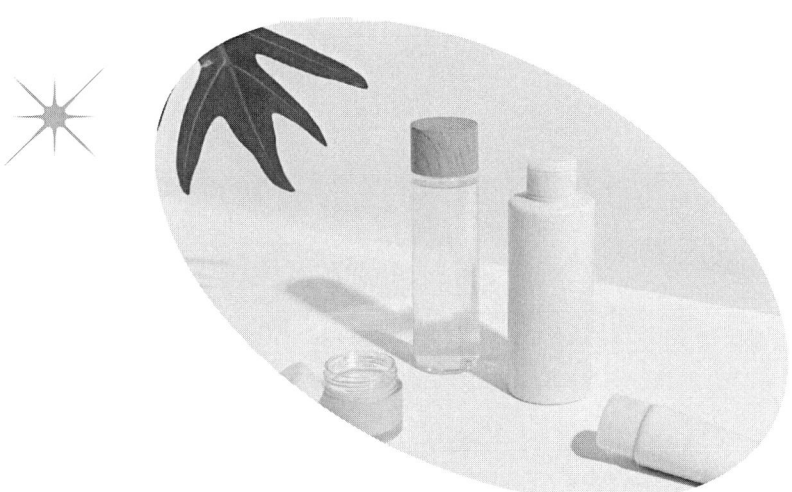

04 사랑하는 가족을 위하여 배워보아요

[**화장품 만들 때 사용하는 재료들**]

화장품 제조에 사용되는 재료들은 다양하게 분류될 수 있으며, 이는 단순한 참고 자료로 활용되는 것이 좋습니다.

저는 화장품 재료에 대한 분류를 ①여러 성분을 섞는 '용제', ②화장품 사용 목적을 달성해주는 '피부컨디셔닝제(보습, 보호, 효능)', ③ 사용기한을 늘려주는 '방부제(보존제)', ④금속 이온을 봉쇄하여 산화 방지 및 미생물 성장을 억제하는 '금속이온봉쇄제', ⑤제품의 점도를 조절하는 '점증제', ⑥산화방지제, ⑦자외선차단제, ⑧기타(향료, 착색제)로 나누어 설명하도록 하겠습니다.

그리고 화장품 제조에 관심이 없는 경우 모든 세부사항을 기억할 필요는 없지만, 기본적인 분류를 이해하는 것은 화장품 선택에 도움이 될 수 있습니다. 다만, 화장품을 선택할 때는 특히 피부컨디셔닝제에 대한 이해는 필요하므로, 이 분류에 대한 기본적인 지식을 갖추는 것이 유용합니다.

① 용제

(1) 용제의 역할과 종류

- 용제는 화장품의 다양한 성분들, 예를 들어 액상, 분말, 고체 등을 잘 섞이게 하는 데 필요한 물질입니다. 용제는 단순히 섞는 기능뿐만 아니라, 수분을 유지하거나, 방부제의 역할을 하거나, 피부 진정에 도움을 주는 등 다양한 기능을 수행합니다. 이들은 친수성 용제, 친유성 용제, 계면활성제로 나눌 수 있습니다.

(2) 친수성 용제
- 친수성 용제는 물에 잘 녹거나 섞이는 성분들을 녹이거나 섞게 하며, 제품의 사용감을 개선하는 데 사용됩니다.
- 주요 성분: 정제수, 추출물, 폴리올(예: 2,3-부탄다이올, 프로필렌글리콜, 부틸렌글리콜 등), 에탄올 등

(3) 친유성 용제
- 친유성 용제는 물에 녹지 않는 기름이나 지질 성분을 녹이는 데 사용됩니다. 이는 화장품의 질감과 효능에 중요한 역할을 합니다.
- 주요 성분: 스쿠알란, 미네랄 오일, 실리콘 오일 등의 오일 성분.

(4) 계면활성제
- 계면활성제는 친수성과 친유성 성분을 효과적으로 섞는 역할을 합니다. 이는 화장품 제조 시 뿐만 아니라, 세정제에서도 중요한 역할을 합니다.
- 주요 성분: 레시틴, 세테아릴알코올, 글리세릴스테아레이트, 글리세릴카프릴레이트, 폴리글리세릴-10라우레이트 등.

② 피부 컨디셔닝제

(1) 피부 컨디셔닝제의 역할과 종류
- 피부 컨디셔닝제는 화장품 성분 중에서 매우 중요한 기능적 역할을 수행합니다. 이들 성분은 화장품의 효과를 결정짓는 주요 요소로 주로 보습(함습제), 보호(수분 증발 차단제), 그리고 액티브 성분(피부 진정, 미백, 주름 및 탄력 개선, 피부장벽 강화, 항산화) 등으로 분류됩니다.

(2) 보습(함습제)
1) 함습제의 역할

04 사랑하는 가족을 위하여 배워보아요

- 함습제는 피부의 수분을 끌어당기고 유지하는 데 사용되는 화장품 성분입니다. 이들은 피부의 수분을 끌어당겨 유지함으로써 피부 결을 개선하고, 건조함과 자극을 줄이며, 건강하고 빛나는 안색을 촉진합니다.

2) 주요 성분: 글리세린, 히알루론산, 소듐피씨에이, 우레아, 폴리올 등.

(3) 보호(수분증발차단제)

1) 수분증발차단제의 역할

- 수분증발차단제는 피부 표면에 보호막을 형성하여 수분 증발을 방지합니다. 이들은 수분 손실을 방지하지만, 과도한 사용은 모공을 막거나 지성 피부나 여드름이 있는 피부에 문제를 유발할 수 있습니다. 일부 오일 성분은 기름기가 많아 사용감이 불편할 수도 있습니다.

2) 주요 성분: 카프릴릭/카프릭트라이글리세라이드, 올리브오일, 호호바씨오일, 해바라기씨오일, 스쿠알란, 시어버터, 다이메티콘, 잇꽃씨오일, 아보카도오일 등.

(4) 액티브 성분(효능 성분)

1) 액티브 성분의 역할 및 종류

- 액티브 성분은 화장품의 기능성을 높이는 중요한 역할을 합니다. 한국에서는 화장품의 기능성을 표시할 수 있는 범위가 11가지로 정해져 있으며, 이에는 미백, 주름 개선, 여드름 완화(세정제 제외), 피부장벽 강화, 자외선 차단 등이 포함됩니다. 하지만, 이러한 기능성 인증이 있는 화장품도 피부 문제의 치료를 기대하기보다는 치료 후 도움을 주는 정도의 효과를 기대해야 합니다.
- 본 책에서는 법적으로 정해진 기능성 인증 항목 외에도, 화장품 개발자가 추구하는 피부 진정, 미백, 주름 개선, 피부장벽 강화, 항산화 등에 도움이 되는 다양한 성분들을 소개하고자 합니다.

- 일부 화장품 성분은 임상 시험에서 염증 완화 특성을 가지고 있지만, 화장품에서는 법적으로 '항염'이라는 표현을 사용하지 못합니다. 대신 '피부 진정에 도움이 된다'는 용어를 사용하지만, 이 표현도 법적 문제를 야기할 수 있는 소지가 있습니다.

2) 주요 액티브(기능) 성분
- 피부진정(염증 완화) 성분: 덱스판테놀, 알란토인, 나이아신아마이드, 베타인, 다이포타슘글리시리제이트, 마데카소사이드, 베타-글루칸, 다이메틸설폰, 알로에베라 등
- 미백 성분: 비타민C(아스코빅애씨드) 및 유도체, 나이아신아마이드, 트라넥사믹애씨드, 코직애씨드, 알부틴, 글루타치온, 레스베라트롤, 알파하이드록시산(AHA), 폴리하이드록시산(PHA), 비타민A 유도체(레티노이드) 등
- 주름&탄력 성분. 비타민A(레티놀) 및 비타민A 유도체(레티노이드), 아데노신, 펩타이드, EGF, 비타민C(아스코빅애씨드) 및 유도체, 알파하이드록시산(AHA), 폴리하이드록시산(PHA), 유비퀴논, 레스베라트롤, 히알루론산 등
- 피부 장벽 강화 성분: 세포간지질 성분(세라마이드&콜레스테롤&지방산), 시어버터, 스쿠알란, 잇꽃씨 오일, 호호바 오일, 나이아신아마이드, 히알루론산, 덱스판테놀, 알란토인, 레스베라트롤 등
- 항산화 성분: 비타민C(아스코빅애씨드), 비타민E(토코페롤), 레스베라트롤, 유비퀴논, 페룰릭애씨드, 나이아신아마이드, 글루타치온, 아스타잔틴, EGCG 등

04 사랑하는 가족을 위하여 배워보아요

③ 방부제(보존제)

(1) 방부제의 역할
- 화장품에서 박테리아 및 기타 미생물의 성장을 방지하여 사용기한을 연장하는 데 사용됩니다.

(2) 주요 성분 : 1,2-헥산다이올, 에틸헥실글리세린, 카프릴릴글라이콜, 페녹시에탄올, 소듐벤조에이트, 벤질알코올, 파라벤 등

※ 일부 성분들은 용제로도 사용되지만, 순하고 자극이 적은 방부제로서의 기능도 수행합니다. 예로는 1,2-헥산다이올, 에틸헥실글리세린, 카프릴릴글라이콜 등이 있으며, 이러한 성분들은 '무방부제 컨셉'으로 한국에서 널리 사용되고 있습니다.

④ 금속이온봉쇄제

(1) 금속이온봉쇄제의 역할
- 화장품 성분 내 금속 이온, 특히 철, 구리, 망간 같은 이온들은 제품 내에서 산화 반응을 촉진시킬 수 있고, 일부 금속 이온은 미생물 성장을 촉진할 수 있습니다. 금속이온봉쇄제는 이러한 금속이온의 활동을 봉쇄함으로써 화장품 제품의 '산화' 및 '보존' 안정성을 향상시키는 데 역할을 합니다.

(2) 주요 성분 : 다이소듐이디티에이, 시트릭애씨드, 소듐시트레이트 등

⑤ 점증제

(1) 점증제의 역할
- 화장품의 점도를 높이는데 사용되며, 발림성 향상과 액티브 성분의 피부

잔존 지속 등에 도움을 줍니다.

(2) 주요 성분 : 잔탄검, 카보머, 아크릴레이트/C10-30알킬아크릴레이트크로스폴리머, 하이드록시에틸셀룰로오스, 셀룰로오스검 등

※ 일반적으로 제품의 점도가 높으면 왠지 기능이 농축되어서 더 들어간 것 같은 느낌이지만 그것보다는 점증제의 영향일 가능성이 높습니다.

6 산화방지제(항산화제)

(1) 산화방지제(항산화제)의 역할
- 화장품의 항산화 성분은 자유 라디칼 손상으로부터 피부를 보호하고 노화의 징후를 예방하는 도움을 줍니다. 그렇지만 이러한 항산화 성분은 빛, 공기 및 열과 같은 환경 요인에 민감하여 시간이 지남에 따라 효과가 저하되거나 손실될 수 있으며, 이로 인해 화장품 제형의 유통 기한과 효능이 제한될 수 있습니다. 그래서 항산화 성분이 들어가는 화장품에는 메인 효능 성분의 산화를 방지하기 위한 또 다른 항산화 성분들을 배합하기도 합니다.

(2) 주요 산화방지제 성분
- 갈변 현상 많은 성분 : 비타민C(아스코빅애씨드), 비타민A(레티놀)
- 갈변 현상 적은 성분 : 나이아신아마이드, 레스베라트롤, 글루타티온, 알파-리포산, SOD(수퍼옥사이드디스뮤타아제), 비타민E(토코페롤), 페룰릭애씨드, 유비퀴논

※ 간혹 화장품에서 갈변 현상이 발생할 때 방부제를 사용하지 않아 갈변 된다고 오인되기도 하는데, 갈변 현상은 항산화제 성분의 자연스러운 현상

04 사랑하는 가족을 위하여 배워보아요

이고 미생물 성장을 방지하기 위해 사용하는 방부제 사용 유무와는 거의 상관이 없다고 생각하셔도 됩니다. 다만 화장품에서 갈변 현상이 발생되면 효능이 조금씩 떨어진다고 생각하시면 좋습니다.

⑦ 자외선 차단제(Sunscreen)

(1) 자외선 차단제의 역할
- 자외선 차단제는 피부를 자외선으로부터 보호하기 위해 사용되는 화장품 성분입니다. 자외선 차단제는 UVA와 UVB두 종류의 자외선으로부터 피부를 보호하는 데 중요한 역할을 합니다.

(2) PA와 SPF
- PA는 UVA로부터의 보호 정도를 나타냅니다. PA 등급은 '+' 기호로 표시되며, 더 많은 '+'가 UVA로부터 더 강한 보호를 의미합니다. UVA는 멜라닌 생성 촉진, 깊은 주름 생성 등 피부 노화와 관련이 있으므로, 피부 노화 방지를 위해 PA 등급이 높은 제품을 선택하는 것이 좋습니다.

- SPF는 주로 UVB로부터의 보호 정도를 나타냅니다. SPF 값이 높을수록 UVB 차단 효과가 높습니다. 예를 들어, SPF 30은 SPF 15보다 UVB로부터 피부를 두 배 더 오래 보호합니다. 되도록 일반 외출 시에는 SPF 30 이상의 자외선 차단제를 사용하는 것을 권하며, 강한 햇볕에서는 SPF 50+ 이상을 사용하시는 것을 권장합니다.

※ 한국에서 SPF의 최대 등급은 공식적으로 최대 SPF 50+로 표기됩니다. SPF 50+는 해당 자외선 차단제가 UVB 광선으로부터 98% 이상의 보호 효과를 제공한다는 것을 의미하며, SPF 수치가 50을 넘는다고 해서 피부 보호 효과가 비례하여 증가하지는 않기 때문입니다.

(3) 화학적 차단제(유기자차)와 물리적 차단제(무기자차)

1) 화학적 차단제 (유기 차단제)

- 화학적 차단제는 피부에 흡수되어 자외선을 흡수하고, 이를 열이나 다른 에너지 형태로 변환합니다. 더 가벼운 질감을 제공하고, 피부에 잘 펴 바르기 쉽습니다.

2) 물리적 차단제 (무기 차단제)

- 물리적 차단제는 피부 표면에 머물며 자외선을 반사하고 흩어지게 합니다. 발림성이 떨어지고 백탁 현상이 있을 수 있지만, 민감한 피부에 사용하기 좋습니다.

8 향료

(1) 향료의 역할

- 향료는 제품 내 혼합 재료(성분) 고유의 특이취를 줄이거나, 특정한 냄새를 부여하기 위해 사용되는 성분입니다. 사용자 경험을 향상시키고, 제품의 매력을 높이는 데 중요한 역할을 하지만, 특정 알레르기나 민감성을 가진 사람들에게 자극적일 수 있습니다. 그래서 피부 건강에 높은 관심을 갖고 있는 사람들은 얼굴에 사용하는 화장품에는 향료가 없는 것을 선호하는 경향이 있는 것 같습니다.

(2) 주요 성분

- 천연향료 : 라벤더오일, 베르가모트오일, 코코넛야자오일, 캐모마일꽃오일, 레몬껍질오일, 살구씨오일, 살비아오일, 일랑일랑꽃오일, 멕시칸주니퍼오일 등

04 사랑하는 가족을 위하여 배워보아요

- 인공(합성)향료 : 리날룰, 리모넨, 벤질살리실레이트, 벤질알코올, 시트로넬롤, 게라니올 등

⑨ 착색제

(1) 착색제의 역할
- 착색제는 화장품에 색상을 부여하기 위해 사용되는 성분입니다. 이들은 제품의 시각적 매력을 높이고, 사용자에게 미적 즐거움을 제공합니다. 일반적으로 천연 착색제로 사용되는 성분들은 피부에 효능적으로도 도움을 주는 경우가 많지만 합성 착색제는 때때로 알레르기 반응이나 피부 자극을 일으킬 수도 있습니다.

(2) 주요 성분
- 천연 착색제 : 치자 추출물(황색), 베타-카로틴(오렌지색), 아스타잔틴(빨간색), 구아이아줄렌(파랑색), 카민(빨간색) 등
- 인공 착색제 : 산화철(적색, 황색, 흑색 등), 청색1호, 황색4호, 적색227호, 녹색202호 등

어려지고, 예뻐지는: 화장품 A to Z

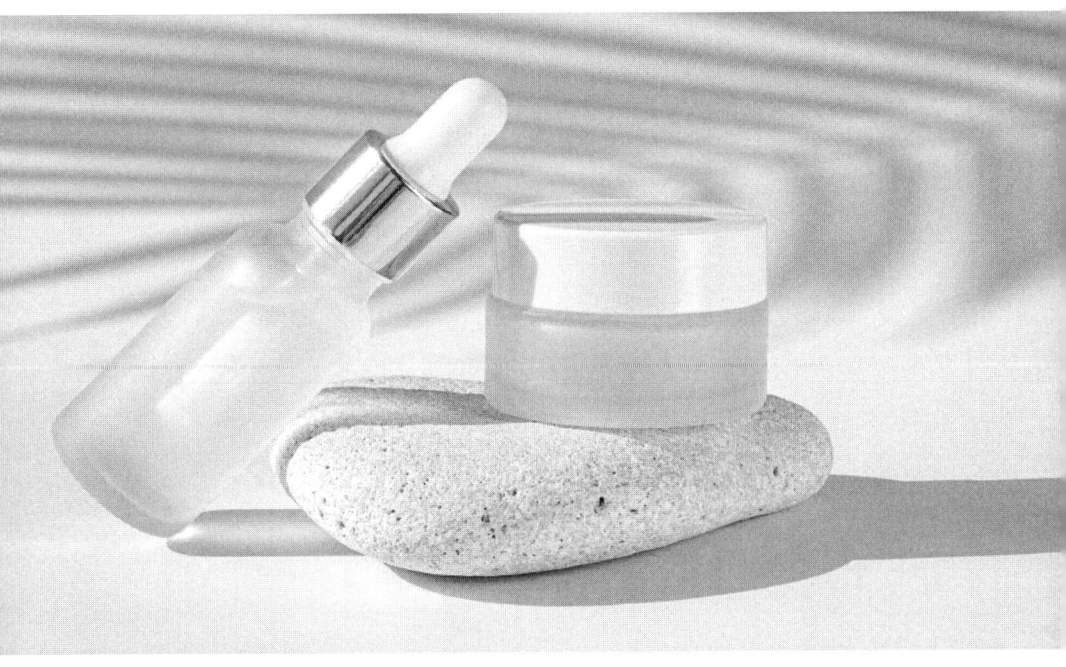

04 사랑하는 가족을 위하여 **배워보아요**

[## 피부 고민별 주요 화장품 성분]

- 다음은 ①피부 건조, ②피부 트러블(여드름, 아토피 등 염증성 트러블), ③기미&잡티&여드름 흔적, ④주름&탄력, ⑤ 항산화(피부 산화 방지) 등 피부고민에 적합한 화장품 성분들을 소개합니다. 임상시험을 거친 뒤 의학논문에 게재된 성분 중심으로, 한국에서 가장 많이 사용하는 성분들 중심으로 표기하였습니다. 추출물 보다는 그 내부의 액티브 성분을 기재하였습니다. 예를 들어, 병풀추출물 대신 마데카소사이드, 감초추출물 대신 다이포타슘글리시리제이트, 캄프리 추출물 대신 알란토인, 카모마일 추출물 대신 비사보롤이 기재되었습니다. 이 이유는 여러 가지가 있지만 우선 추출물의 효능 성분에 초점을 맞추기 위함으로 봐주시면 좋을 것 같습니다.
- 한편 앞 장에서 설명한 바와 같이, 화장품 사용의 주된 목적은 치료가 아닌 치료를 보완하는 스킨케어의 역할입니다. 이 점을 명심하고 화장품을 선택하고 사용하는 것이 중요합니다. 화장품은 피부 문제의 근본적인 치료보다는 보조적인 도움을 제공하는 데에 중점을 두어야 합니다.

① 피부 건조 (친수성, 함습제)

※ *히알루론산(하이알루로닉애씨드, 소듐하이알루로네이트 등)*

▶ 자신의 무게보다 최대 1,000배 이상의 물을 끌어당길 수 있는 자연보습인자로 피부에 수분을 유지하고, 탄력과 볼륨을 유지하는데 도움을 줍니다. 또한 피부의 보호 장벽 기능을 강화하여 외부 자극으로부터 피부를

보호합니다.

✻ 글리세린

- 인체 내에 존재하는 자연보습인자로 글리세린 또는 글리세롤이라 불리우며 화장품에서 가장 많이 사용되는 보습 성분입니다. 피부에 수분을 끌어당기고 유지하는 능력이 뛰어나고, 피부의 자연 보호 장벽을 강화하여 외부 자극으로부터 피부를 보호합니다. 또한 건조하고 자극 받은 피부를 진정시키는 효과도 있다고 알려져 있습니다.

✻ 소듐피씨에이

- 소듐 PCA (Sodium Pyrrolidone Carboxylic Acid)는 자연보습인자 중 하나로, 피부에 자연적으로 존재하는 물질입니다. 이 성분은 수분을 끌어당기고 유지하는 능력이 뛰어나 건조함을 해결해줍니다.

✻ 우레아

- 피부의 자연보습인자의 일부로 피부에 수분을 끌어당기고 유지하는 능력이 뛰어나 건조한 피부를 촉촉하게 만드는 데 도움을 주며, 피부의 각질층을 부드럽게 하여 각질 제거에 효과적입니다. 또한 피부 장벽 기능을 강화하고 외부 자극으로부터 피부를 보호하는 데에도 기여를 합니다.

✻ 글리세릴글루코사이드

- 극한 환경에서도 생존할 수 있는 능력을 가진 틸란드시아라는 식물에 존

04 사랑하는 가족을 위하여 배워보아요

재하는 보습 성분으로 아쿠아포린 활성화와 관련이 있는 성분으로 간주됩니다. 2003년 피터 아그레 박사는 아쿠아포린(Aquaporin)에 대한 개념을 발표하여 노벨화학상을 수상하였는데, 아쿠아포린이란 세포막에 존재하는 물 채널 단백질로, 세포 내외로의 물 이동을 조절하여 피부의 수분 균형 유지에 중요한 역할을 합니다. 글리세릴글루코사이드는 이 아쿠아포린의 활성을 촉진하여, 피부에 더 효과적으로 수분을 전달하고 유지하는 데 도움을 줄 수 있다고 알려져 있습니다.

※ 트레할로오스
- 사막과 같은 건조한 환경에서 생존하는 세균, 효모, 곤충, 식물 등에 자연적으로 존재하는 성분입니다. 세포 내 수분을 유지하는 데 도움을 주어 피부의 건조함을 방지하고, 세포를 보호하고 유해 환경으로부터 세포를 안정화하는 데 도움을 줍니다. 또한 피부의 자연 보호 장벽을 강화하고, 외부 자극으로부터 피부를 보호하는 데 기여할 수 있습니다.

※ 부틸렌글라이콜
- 주로 석유 정제과정에서 얻어지는 성분으로 피부에 수분을 끌어당기는 성질을 가지고 있어 보습제, 용제, 등으로 활용됩니다. 정제수, 글리세린 다음으로 스킨케어 제품에 많이 활용되고 있습니다.

※ 2,3-부탄다이올
- 2,3-부탄다이올은 꿀, 와인, 된장 등 천연 발효 식품뿐 아니라 식물 뿌리, 흙과 같은 자연계에 널리 존재하는 천연물질입니다. 척박한 환경에서도

자라는 식물의 가뭄 저항성의 비밀이 2,3-부탄다이올이라는 것을 발견하고, 우리나라 GS칼텍스에서 세계 최초로 발효를 통한 대량생산 기술을 개발하였습니다. 피부에 수분을 끌어당기고, 다른 화장품 성분들이 잘 섞이고, 제품의 안정성과 효과를 유지하는 데 도움을 두며, 피부를 부드럽게 하고 진정시키는 데에도 기여할 수 있습니다.

② 피부 건조 (친유성, 수분증발차단제)

✳ 세라마이드

▶ 세라마이드는 사람 피부의 가장 바깥쪽 층인 각질층에 존재하는 지질입니다. 세라마이드, 콜레스테롤, 지방산은 함께 수분과 지질이 층을 이루며 피부 표면을 감싸는 방식으로 각각 약 3:1:1 비율로 피부의 라멜라 구조를 형성합니다. 세라마이드는 이 구조에서 수분 손실 방지와 장벽 기능을 담당하고, 콜레스테롤은 유연성과 안정성을 제공합니다. 지방산은 장벽의 완전성을 유지하고 수분 증발을 최소화하는 역할을 합니다. 이 라멜라 구조는 피부를 보호하고, 수분 유지에 중요한 역할을 하며, 피부의 건강한 상태를 유지하는 데 필수적입니다. 건조한 사람들 뿐 아니라 여드름성, 민감성 피부를 가진 사람들도 사용하기 좋은 성분입니다.

✳ 카프릴릭/카프릭트라이글리세라이드

▶ 우리나라에서 가장 많이 사용되는 수분증발차단제 성분으로 타 오일 성분에 비해 분자량이 작아 가볍고 잔존감이 적으며 피부를 부드럽게 합니다. 보습 특성 외에도 항산화 및 피부 진정 효과가 있는 것으로 알려져 있습니다. 한편 코메도제닉 지수라는 모공을 막을 수 있는 가능성을 측정

04 사랑하는 가족을 위하여 배워보아요

하는 기준으로 0에서 5까지의 점수가 있습니다. 점수가 높을수록 모공을 막아 여드름을 유발할 가능성이 높아지는데, 카프릴릭/카프릭트라이글리세라이드는 코메도제닉지수가 0~1 정도로 모공을 막거나 여드름을 유발하지 않는 것으로 알려져 있습니다.

✳ 올리브오일

▶ 리놀레익애씨드 등의 지방산이 풍부한 천연 오일입니다. 올리브 오일은 수분 밀폐제로서 건조하고 탈수된 피부를 보습하는 효과적인 성분입니다. 또한 피부를 진정시키고 부드럽게 하여 잔주름과 주름을 줄이는 데 도움이 될 수 있으며, 항산화 및 항염증 특성을 가지고 있어 외부 자극으로부터 피부를 보호하고 염증과 발적을 줄이는 데 도움이 될 수 있습니다. 다만, 올리브오일은 코메도제닉 지수가 5점 만점에 2~3점으로 모공을 막거나 여드름을 유발할 가능성이 조금 있어 여드름 피부를 가진 사람들에게 모공을 막을 가능성이 있습니다. 다만 이 역시 꼭 그렇다는 것은 아니고 성분의 함량, 피부 특성 등에 따라 달라질 수도 있습니다.

✳ 호호바씨오일

▶ 호호바의 씨앗에서 추출한 비타민E를 포함한 지방산 등이 풍부한 천연 오일입니다. 피부에 바르면 보호막을 형성하여 수분을 가두어 공기 중으로 증발하는 것을 방지하고, 보습 특성 외에도 호호바씨 오일은 항염증 및 항균 특성이 있는 것으로 알려져 있습니다. 가볍고 기름기가 없는 오일로 피부에 쉽게 흡수되어 무겁거나 유분감 없어 사용감이 좋습니다. 코메도제닉 지수가 1~2 정도로 알려져 있는데, 항균 특성이 있어 여드름 피부에 적합하다고 하는 의견도 있습니다.

※ 해바라기씨오일

➥ 해바라기의 씨앗에서 추출한 리놀레익애씨드와 올레익애씨드 등의 지방산이 풍부한 천연 오일입니다. 타 오일보다 리놀레익애씨드 함량이 높아 개인적으론 항염증 특성이 더 우수하다고 생각됩니다. 코메도제닉 지수가 1~2 수준으로 가볍고 기름기가 없는 오일로 지성 피부와 여드름 피부를 포함한 모든 피부 타입에 적합합니다. 여드름과 관련된 연구들을 보면 여드름을 가진 사람들의 피지에는 리놀레익애씨드 지방산이 부족하고 그 사이를 아크네균이 침투한다는 연구결과들이 있는데, 이러한 연구들을 보면 리놀레익애씨드가 높은 지방산 오일이 여드름성 피부에 더 적합하다 볼 수 있을 것 같습니다.

※ 스쿠알란

➥ 인간 피부의 피지와 일부 동물의 간에서 고농도로 발견되는 지질로 피부를 보호하는 데 도움이 되는 천연 보습제입니다. 이러한 스쿠알렌은 쉽게 산화되어 피부를 손상시킬 수 있는 자유 라디칼을 형성하기 때문에 이런 스쿠알렌의 부작용을 최소화하고자 안정화시킨 것이 스쿠알란입니다. 스쿠알란은 동물 및 식물에서 모두 추출 가능하나 최근에는 동물 멸종 등의 이유로 올리브 오일 등의 식물에서 추출하는 식물성 스쿠알란을 더 많이 사용하는 추세입니다. 스쿠알란은 코메도제닉 지수가 0~1 수준으로 알려져 있어 여드름성 피부를 가진 사람들도 사용하기 좋은 오일입니다.

※ 시어버터

➥ 서아프리카가 원산지인 시어나무의 견과류에서 추출한 지방으로 수세기

04 사랑하는 가족을 위하여 배워보아요

동안 피부와 모발을 위한 천연 보습제 및 치료제로 사용되었습니다. 올레익애씨드, 스테아릭애씨드, 리놀레익애씨드를 포함한 지방산이 풍부하여 피부의 천연 수분 장벽에 영양을 공급하고 보호합니다. 이것은 건조하고 벗겨지거나 거친 피부를 진정시키고 부드럽게 하는 데 도움이 될 수 있습니다. 또한 피부의 발적과 자극을 줄이는 데 도움이 되는 루페올 신나메이트, 피토스테롤과 같은 화합물을 함유하여 항염증 특성도 가지고 있습니다. 이러한 이유로 습진, 건선 및 피부염과 같은 다양한 피부 상태를 가진 피부에 좋다는 연구결과도 존재합니다. 코메도제닉 지수는 약 3 수준으로 미국피부과학회의 한 연구에 따르면 시어버터가 모공을 막고 여드름을 유발할 수 있다고 밝혀진 바 있으니 지성, 여드름성 피부는 신중하게 사용을 검토하는 것이 좋을 것 같습니다.

※ 다이메티콘

➡ 화장품 전성분명에 ~~메티콘으로 기재된 성분은 투명, 무취이며 독성이 없는 액체로 부드럽고 매끄러운 질감을 가지고 있는 실리콘 추출한 성분입니다. 실리콘 오일은 발림성도 우수하고, 피부 표면에 좀 더 오랫동안 막을 형성하여 수분을 가두어 번들거리지 않으면서도 피부를 촉촉하게 보이고, 주름도 줄어든 것 같이 보이는데 큰 도움을 줍니다. 이런 장점에도 불구하고, 실리콘 오일에 자극이나 알레르기 반응이 있는 사람이 있으며, 생분해가 잘 되지 않아 깨끗이 씻어내지 않을 경우 모공을 막을 가능성이 더 높아지며, 오랫동안 환경에도 남아 수생 생물과 생태계에 해를 끼칠 수도 있다는 단점도 있습니다. 코메도제닉 지수는 약 1~3 수준으로 간주되니 고함량일 경우 여드름이 나거나 민감한 피부를 가진 사람들은 주의가 필요할 것 같습니다.

※ 잇꽃씨오일(홍화씨오일)

➡ 잇꽃의 씨앗에서 추출한 식물성 오일입니다. 우리나라 화장품에서 아직 많이 사용되는 오일류는 아니나 여드름성과 아토피성 모두의 항염에 좋다고 밝혀진 오메가-6 지방산인 리놀레익애씨드가 매우 많이 함유되어 있고, 피부의 자유 라디칼 손상을 예방하는 데 도움이 되는 강력한 항산화제인 비타민 E도 함유하고 있어 피부 건강에 매우 좋은 식물성 오일입니다. 또한 코메도제닉지수 1~2 수준으로 여드름이 나거나 민감한 피부를 가진 사람들에게도 괜찮은 오일입니다.

※ 햄프씨드오일(대마씨오일)

➡ 대마 식물의 씨에서 추출된 오일로 피부를 촉촉하게 유지할 뿐만 아니라 오메가-6(리놀레익산)과 오메가-3(알파-리놀레닉산)의 균형이 잘 맞춰져 있어, 피부의 건강에 좋습니다. 또한 E 및 기타 항산화 성분이 함유되어 있어, 피부 노화 방지에도 기여합니다. 코메도제닉지수 1 수준으로 여드름이 나거나 민감한 피부를 가진 사람들에게도 적합한 오일입니다.

③ 여드름, 아토피 등 피부 트러블 (진정 및 회복)

※ 콜로이달오트밀

➡ 콜로이달 오트밀은 오트(귀리)에서 유래한 천연 성분으로, 피부를 진정시키고 수분을 유지하여 건조함을 완화하며, 피부의 염증 반응을 감소시키고, 민감한 피부에 효과적입니다. 또한 피부의 자연 보호 장벽을 강화하고, 외부 자극으로부터 보호합니다. 아래는 콜로이달오트밀의 효능과 관련된 연구결과입니다.

04 사랑하는 가족을 위하여 배워보아요

- 2007년 Journal of Drugs in Dermatology에 발표된 "콜로이드 오트밀: 역사, 화학 및 임상 특성"에 따르면 콜로이달 오트밀이 피부 진정 및 보호에 유익한 효능을 보여준다는 결론을 내렸습니다.
- 2011년 Indian Journal of Dermatology, Venereology, and Leprology의 "피부과에서의 오트밀: 간략한 검토"에 따르면 특히 건선 및 아토피 피부염에 도움이 됨을 재확인하였습니다.
- 2015년 J Drugs Dermatol. 2015 Jan;14(1):43-8의 "건조하고 자극 받은 피부와 관련된 가려움증 치료에 귀리의 효과"에 따르면 콜로이달 오트밀은 염증 유발 사이토카인을 감소시켰고 콜로이드성 귀리 피부 보호제 로션은 피부 건조, 스케일링, 거칠기 및 가려움 강도에서 상당한 임상적 개선을 보여주었습니다.

※ 덱스판테놀

▶ 피부의 수분을 끌어당기고 유지하는 능력이 있는 비타민 B5의 한 형태입니다. 덱스판테놀 함량이 최대 5%까지는 큰 문제가 없다고 하나, 민감성 피부는 5%에도 자극이 있을 수 있으니 가능하면 3% 이하 함량이 들어간 화장품을 사용하시는 것을 권장합니다. 아래는 덱스판테놀의 효능과 관련된 연구결과입니다.
- 2002년 국제 화장품 과학 저널(International Journal of Cosmetic Science)에 발표된 연구에서 연구원들은 건강한 지원자의 피부 수분 및 장벽 기능에 대한 5% 덱스판테놀 크림의 효과를 평가했습니다. 그들은 이 크림이 플라시보 크림에 비해 피부 수분과 장벽 기능을 상당히 향상시켰고 덱스판테놀이 효과적인 보습제라는 결론을 내렸습니다.
- 2017년 Journal of Cosmetic Dermatology에 발표된 리뷰 기사는 국

소 스킨케어 제품에서 덱스판테놀의 사용을 뒷받침하는 증거를 조사했습니다. 저자는 덱스판테놀이 장벽 기능 개선, 염증 감소 및 상처 치유 촉진을 포함하여 피부에 여러 가지 유익한 효과가 있다고 결론지었습니다.
- 2018년 피부과 치료 저널(Journal of Dermatological Treatment)에 발표된 무작위 대조 시험은 아토피 피부염 치료에서 덱스판테놀 함유 크림과 위약 크림의 효능을 비교했습니다. 연구진은 덱스판테놀 크림이 위약 크림에 비해 가려움증, 건조함 등 아토피 피부염 증상을 유의하게 감소시켰다는 사실을 발견했습니다.

※ 알란토인

→ 컴프리, 카모마일, 밀싹과 같은 많은 식물에서 발견되는 자연 발생 화합물입니다. 적은 함량으로도 효과가 기대되고, 물에 잘 용해되지도 않아 0.1%~0.5% 사이로 사용되는 편입니다. 아래는 알란토인의 효능과 관련된 연구결과입니다.
- 2007년 Journal of Cosmetic Dermatology에 발표된 연구에서는 0.5% 알란토인이 함유된 크림이 건강한 지원자의 피부 수분 및 탄력에 미치는 영향을 평가했습니다. 연구자들은 이 크림이 플라시보 크림에 비해 피부 수분과 탄력을 크게 개선했으며 알란토인이 효과적인 보습제라는 결론을 내렸습니다.
- 2010년 Journal of Drugs in Dermatology에 발표된 검토 기사는 상처 치유에 알란토인 사용을 뒷받침하는 증거를 조사했습니다. 저자는 알란토인이 세포 증식을 증가시키고 콜라겐 합성을 촉진하며 염증을 감소시키는 능력을 포함하여 상처 치유를 촉진하는 데 효과적인 몇 가지 특성을 가지고 있음을 발견했습니다.

04 사랑하는 가족을 위하여 배워보아요

- 2017년 Journal of Cosmetic Dermatology에 발표된 무작위 대조 시험은 경증에서 중등도의 여드름 치료에서 0.5% 알란토인을 함유한 크림과 위약 크림의 효능을 비교했습니다. 연구원들은 알란토인 크림이 위약 크림에 비해 여드름 병변 수를 상당히 감소시켰으며 알란토인이 경증에서 중등도의 여드름에 대해 안전하고 효과적인 치료법이라는 결론을 내렸습니다.

※ 나이아신아마이드

▶ 나이아신아마이드는 비타민 B3의 한 형태로 국내에는 일반적으로 미백 성분으로 알려져 있으나, 항염, 피부장벽 개선, 피지 조절, 항산화 등 다양한 검증된 효과가 있어 전 세계에서 가장 많이 사용되고 피부진정 성분입니다. 일반적으로 2% 이상부터 효과가 있고, 최대 10%까지는 안전하다고 알려져 있습니다. 다만, 간혹 5%를 초과하여 고함량 사용 시 접촉성 피부염이 나타나는 사람들이 있으므로 참고해서 사용해야 할 것 같습니다. 아래는 나이아신아마이드의 기대 효능과 관련된 연구결과입니다.

- 2010년 Journal of Cosmetic Dermatology에 발표된 연구에서는 5% 나이아신아마이드가 함유된 보습제가 피부 수분 및 장벽 기능에 미치는 영향을 건강한 지원자를 대상으로 평가했습니다. 연구원들은 보습제가 플라시보 보습제에 비해 피부 수분 및 장벽 기능을 크게 개선했으며 나이아신아마이드가 효과적인 보습제라는 결론을 내렸습니다.

- 2014년 Journal of Clinical and Aesthetic Dermatology에 게재된 검토 기사에서는 스킨케어 제품에 나이아신아마이드를 사용하는 것을 뒷받침하는 증거를 살펴보았습니다. 저자들은 나이아신아마이드가 장벽 기능 개선, 염증 감소, 과색소침착 감소 등 피부에 여러 가지 유익한 효과가

있다고 결론지었습니다.

✱ 베타인

→ 사탕무, 시금치, 통곡물을 포함한 다양한 식품에서 발견되는 자연 발생 아미노산 유도체입니다. 보습제로 사용되며, 피부 진정 및 주름 등 효과도 있는 것으로 알려져 있습니다. 일반적으로 1% 이상부터 최대 10%까지 효과가 있으며 안전하다고 알려져 있습니다. 아래는 베타인의 효능과 관련된 연구결과입니다.

- 2008년 Journal of Cosmetic Science에 발표된 연구에서는 건성 피부를 가진 건강한 지원자를 대상으로 베타인이 함유된 보습제의 보습 효능을 평가했습니다. 연구원들은 보습제가 플라시보 보습제에 비해 피부 수분을 상당히 증가시켰으며, 이는 베타인이 피부 수분 개선에 효과적이라는 것을 나타냅니다.

- 2016년 Journal of Drugs in Dermatology에 발표된 연구에서는 35~65세 여성의 잔주름과 주름 개선에 베타인을 함유한 세럼의 효능을 평가했습니다. 연구자들은 세럼이 8주 사용 후 잔주름과 주름의 모양을 크게 개선하여 베타인이 노화의 징후를 줄이는 데 효과적이라는 것을 발견했습니다.

- 2013년 유럽 피부과 및 성병학회지(Journal of the European Academy of Dermatology and Venereology)에 발표된 연구에서는 비듬 환자의 두피 자극 및 건조를 줄이는 데 베타인이 함유된 샴푸의 효능을 평가했습니다. 연구진은 샴푸가 위약 샴푸에 비해 두피 가려움증과 건조함을 현저히 감소시켜 베타인이 두피 자극과 건조함을 줄이는 데 효과적이라는 것을 발견했습니다.

04 사랑하는 가족을 위하여 배워보아요

✽ 다이포타슘글리시리제이트

➔ 감초 뿌리에서 추출한 글리시리직애씨드의 다이포타슘염입니다. 자극 받은 피부를 진정시키고 붉은기를 줄이며 피부 수분을 개선하는 데 도움이 되고, 피부에 박테리아가 자라는 것을 방지하는 데 도움이 되는 항균 특성이 있는 것으로 나타났습니다. 일반적으로 0.1%에서 2% 범위로 사용되며, 고농도로 누적 사용 시 독성이 있으니 되도록 1% 이하 함유된 제품을 사용하는 것을 권장합니다. 아래는 다이포타슘글리시리제이트의 효능과 관련된 연구결과입니다.

- 2009년 저널 오브 코스메틱 사이언스(Journal of Cosmetic Science)에 발표된 연구에서는 민감한 피부를 가진 여성의 안면 발적을 줄이는 데 2% 다이포타슘글리시리제이트 함유 크림의 효능을 평가했습니다. 연구원들은 크림이 4주 사용 후 안면 홍조를 상당히 감소시켰음을 발견했으며, 이는 다이포타슘글리시리제이트가 염증을 줄이고 자극받은 피부를 진정시키는 데 효과적이라는 것을 나타냅니다.
- 2013년 Journal of Drugs in Dermatology에 발표된 또 다른 연구에서는 0.1% 다이포타슘글리시리제이트가 함유된 크림이 건강한 지원자의 피부 수분 및 장벽 기능을 개선하는 효능을 평가했습니다. 연구자들은 이 크림이 플라시보 크림에 비해 피부 수분 및 장벽 기능을 크게 개선하여 다이포타슘글리시리제이트가 피부 수분 및 장벽 기능 개선에 효과적임을 나타냅니다.
- 2015년 Journal of Cosmetic Science에 발표된 또 다른 연구에서는 다이포타슘글리시리제이트가 함유된 젤이 여드름 환자의 여드름 및 염증 후 색소과다침착(PIH)을 감소시키는 효능을 평가했습니다. 연구자들은 젤이 8주 사용 후 여드름과 PIH를 상당히 감소시켰음을 발견했으며, 이

는 다이포타슘글리시리제이트가 여드름 치료와 PIH 감소에 효과적임을 나타냅니다.

※ 마데카소사이드

- 병풀 식물에서 발견되는 천연 화합물입니다. 트리테르페노이드 사포닌의 일종으로 항염증 및 항산화 특성으로 알려진 식물 화합물 종류이며, 염증을 줄이고 자극받은 피부를 진정시키며 피부 탄력을 개선하는 데 도움을 줄 수 있습니다. 마데카소사이드는 일반적으로 적은 함량으로도 효과가 있다는 점, 가격이 매우 높다는 점 등의 이유로 0.01%~0.5% 범위의 농도로 사용됩니다. 아래의 다양한 효능 연구는 최소 0.1% 이상 사용하였을 때를 기준으로 실험하였는데, 실제 화장품에서는 가격 등의 이유로 0.1% 이상 사용하는 경우는 극히 드물고, 컨셉 목적으로 사용되는 경우가 더 많이 있는 것 같습니다.
  - 2006년 Journal of Dermatological Science에 발표된 연구에서는 아토피성 피부염 환자의 염증과 발적을 감소시키는 마데카소사이드 함유 크림의 효능을 평가했습니다. 연구원들은 크림이 4주 사용 후 염증과 발적을 상당히 감소시켰음을 발견했으며, 이는 마데카소사이드가 염증을 줄이고 자극 받은 피부를 진정시키는 데 효과적이라는 것을 나타냅니다.
  - 2017년 Journal of Cosmetic Dermatology에 발표된 연구에서는 마데카소사이드가 함유된 크림이 피부 장벽 기능을 개선하고 건조한 피부를 가진 여성의 피부 건조를 감소시키는 효능을 평가했습니다. 연구원들은 크림이 4주 사용 후 피부 장벽 기능을 크게 개선하고 피부 건조를 감소시키는 것을 발견했으며, 이는 마데카소사이드가 피부 수분 및 장벽 기능 개선에 효과적이라는 것을 나타냅니다.

04 사랑하는 가족을 위하여 배워보아요

- 2020년 Journal of Cosmetic Dermatology에 발표된 또 다른 연구에서는 마데카소사이드가 함유된 크림이 흉터 모양을 개선하는 효능을 평가했습니다. 연구원들은 크림이 8주 사용 후 흉터 모양을 크게 개선했으며, 이는 마데카소사이드가 흉터 감소에 효과적이라는 것을 나타냅니다.

※ 베타-글루칸

➡ 귀리, 버섯 등의 세포벽에서 발견되는 복합 탄수화물의 한 유형으로 피부 수분을 개선하고 염증을 줄이며 콜라겐 생성을 자극하는 능력 때문에 인기 있는 성분입니다. 일반적으로 0.01%에서 2% 범위로 사용됩니다. 아래의 다양한 효능 연구는 최소 0.5% 이상 사용하였을 때를 기준으로 실험하였는데, 베타글루칸 특성 상 고농도 추출이 쉽지 않아 0.5% 이상 사용하는 경우는 드물고, 컨셉 목적으로 사용되는 경우가 더 많이 있는 것 같습니다.

- 2016년 Journal of Drugs in Dermatology에 발표된 연구에서는 아토피 피부염 환자의 피부 장벽 기능 개선 및 피부 건조 감소에 있어 베타글루칸 함유 크림의 효능을 평가했습니다. 연구원들은 크림이 2주 사용 후 피부 장벽 기능을 크게 개선하고 피부 건조를 감소시키는 것을 발견했으며, 이는 베타글루칸이 피부 수분 및 장벽 기능 개선에 효과적이라는 것을 나타냅니다.
- 2014년 Journal of Cosmetic Science에 발표된 또 다른 연구에서는 베타글루칸 0.5% 함유 세럼의 피부 탄력 개선 및 주름 감소 효과를 평가했습니다. 연구원들은 세럼이 사용 4주 후 피부 탄력을 크게 개선하고 주름을 감소시켰다는 사실을 발견했습니다.

※ 다이메틸설폰

- 다이메틸설폰은 MSM(메틸술포닐메탄)으로도 알려져 있으며, 많은 식물, 동물 및 인간의 신체에서도 발견되는 천연 화합물입니다. 항염, 항산화, 여드름 개선 등의 효과가 있다고 알려진 성분이며 일반적으로 1~10% 범위에서 사용됩니다. 아래는 다이메틸설폰의 효능과 관련된 연구결과입니다.
  - 2018년 피부 약리학 및 생리학 저널에 발표된 연구에서는 노화 징후를 줄이는 데 있어 5% MSM을 함유한 크림의 효능을 평가했습니다. 연구원들은 크림이 16주 사용 후 잔주름과 주름의 모양을 상당히 감소시키고 피부 결을 개선하며 피부 탄력을 증가시킨다는 것을 발견했습니다. 이 연구는 MSM이 노화된 피부의 전반적인 외관을 개선하는 데 효과적인 성분일 수 있다고 결론지었습니다.
  - 2018년 Clinical, Cosmetic and Investigational Dermatology 저널에 발표된 또 다른 연구에서는 여드름을 줄이는 데 있어 MSM을 함유한 국소 젤의 효능을 평가했습니다. 연구원들은 젤이 12주 사용 후 여드름 병변의 수를 크게 줄이고 전반적인 피부 상태를 개선한 것을 발견했습니다. 이 연구는 MSM이 여드름이 나기 쉬운 피부를 개선하는 데 효과적인 성분일 수 있음을 시사했습니다.
  - 2016년 국제 화장품 과학 저널(International Journal of Cosmetic Science)에 발표된 연구에서는 MSM이 3% 함유된 크림이 피부 수분을 개선하고 피부 거칠기를 줄이는 효능을 평가했습니다. 연구원들은 크림이 4주 사용 후 피부 수분을 상당히 증가시키고 피부 거칠기를 줄인다는 것을 발견했습니다. 이 연구는 MSM이 피부 수분과 질감을 개선하는 데 효과적인 성분일 수 있다고 결론지었습니다.

04 사랑하는 가족을 위하여 배워보아요

④ 기미, 잡티, 여드름 흔적 등 (미백)

※ 아스코빅애씨드

➡ 신체의 많은 생물학적 과정에 필수적인 수용성 비타민C입니다. 강력한 미백 성분이자 항산화제이며 콜라겐 합성, 면역 체계 기능 및 철분 흡수에도 관여합니다. 일반적으로 5%에서 20% 사이의 농도가 일반적으로 사용되며, PH가 최대 4 이하일 때 의미 있게 흡수된다고 알려져 있습니다. 또한 비타민E(토코페롤)과 페룰릭애씨드 등의 항산화제와 함께 배합 시 더욱 효과가 높아질 수 있습니다. 다만, 아스코빅애씨드는 분자가 작아 PH 4 이하일 경우 따가움이 느껴질 가능성이 높기 때문에 민감성 피부는 사용을 지양하고, 건강한 저항성 피부라 하더라도 주 1~2회 정도 사용하는 것이 좋습니다. 또한 금방 산화되기 때문에 냉장고에 보관하고 최대한 빨리 사용하는 것이 좋습니다. 아래는 아스코빅애씨드의 효능과 관련된 연구결과입니다.

- 2012년 Journal of Cosmetic Dermatology에 발표된 연구에서는 5% 아스코빅애씨드를 함유한 세럼이 잔주름과 주름을 줄이는 효능을 평가했습니다. 연구자들은 세럼이 사용 8주 후에 잔주름과 주름의 모양을 상당히 개선한다는 것을 발견했습니다. 이 연구는 아스코빅애씨드가 노화된 피부의 외관을 개선하는 데 효과적인 성분일 수 있다고 결론지었습니다.

- 2008년 Dermatologic Surgery 저널에 발표된 또 다른 연구에서는 5% 아스코빅애씨드를 함유한 크림이 피부 질감을 개선하고 과다 색소 침착을 감소시키는 효능을 평가했습니다. 연구원들은 크림이 12주 사용 후 피부 질감을 크게 개선하고 과다 색소 침착을 감소시킨다는 것을 발견했습니다.

- 2013년 Journal of Drugs in Dermatology에 발표된 연구에서는 아스코빅애씨드, 비타민 E 및 페룰산의 조합을 함유한 혈청이 광노화 징후를 감소시키는 효능을 평가했습니다. 연구원들은 세럼이 사용 24주 후에 잔주름과 주름, 과다 색소 침착 및 피부 처짐의 모양을 상당히 개선한 것을 발견했습니다.

※ 나이아신아마이드

➡ 나이아신아마이드는 비타민B3로 앞서 피부 진정효과에서도 설명하였지만 멜라닌 색소의 이동을 억제하는 미백 효능도 함께 갖고 있는 성분입니다. 아래는 나이아신아마이드의 미백 관련 효능과 관련한 연구결과입니다.
- 2002년 피부 과학 저널(Journal of Dermatological Science)에 발표된 또 다른 연구에서는 일본 피험자 그룹의 피부 색소 침착에 대한 국소 나이아신아마이드 제형의 효과를 평가했습니다. 연구원들은 나이아신아마이드 제형이 8주 사용 후 검버섯의 모양을 현저하게 감소시키고 전반적인 피부 톤을 개선한 것을 발견했습니다.
- 2004년 Journal of Cosmetic Dermatology에 발표된 한 연구에서는 과색소침착이 있는 31명의 여성 대상자를 대상으로 피부 색소침착에 대한 국소 4% 나이아신아마이드 제제의 효과를 조사했습니다. 연구자들은 나이아신아마이드 제형이 사용 4주 후에 과다색소침착을 상당히 감소시키고 피부 밝기를 증가시킨다는 것을 발견했습니다.
- 2013년 Journal of Drugs in Dermatology에 발표된 세 번째 연구는 한국인 피험자 그룹의 안면 색소 침착에 대한 국소 4% 나이아신아마이드 제제의 효과를 조사했습니다. 연구원들은 나이아신아마이드 제형이 12

04 사랑하는 가족을 위하여 배워보아요

주 사용 후 과다색소침착을 현저하게 감소시키고 피부 밝기를 증가시킨다는 것을 발견했습니다.
- 2017년 Journal of Cosmetic Dermatology에 발표된 무작위 대조 시험은 기미 치료에서 나이아신아마이드 4% 함유 크림과 위약 크림의 효능을 비교했습니다. 연구자들은 나이아신아마이드 크림이 위약 크림에 비해 기미의 중증도를 현저하게 감소시켰고, 나이아신아마이드가 기미에 대한 안전하고 효과적인 치료법이라는 결론을 내렸습니다.

※ 트라넥사믹애씨드

▶ 트라넥사믹애씨드는 최근까지 가장 효과적인 미백 효능 임상이 나오는 성분으로 원래 피를 멈추게 하는 용도로 사용되었으나, 염증을 줄이고 혈관 파괴를 예방함으로써 기미, 염증 후 과다색소침착 및 검버섯을 포함한 과다색소침착의 외관을 줄이는 데 도움이 된다고 밝혀진 성분입니다. 의약품으로 사용되는 하이드로퀴논에 버금가는 효능이 있다고 알려져 있으며 일반적으로 2%~5%의 권장 농도 범위 내에서 사용될 때 안전한 성분으로 간주됩니다. 아래는 트라넥사믹애씨드의 효능과 관련한 연구결과입니다.
- 2019년 Journal of Cosmetic Dermatology에 발표된 연구에서는 5% 트라넥사믹애씨드 국소 제형이 34명의 여성 피험자의 검버섯 모양에 미치는 영향을 조사했습니다. 연구원들은 트라넥사믹애씨드 제제가 12주 사용 후 검버섯의 심각성을 상당히 감소시켰음을 발견했으며, 이것이 이 상태에 대한 안전하고 효과적인 치료법이라고 결론지었습니다.
- 2017년 피부과 저널(Journal of Dermatology)에 발표된 또 다른 연구에서는 60명의 여성 대상자를 대상으로 기미에 대한 국소 3% 트라넥

사믹애씨드 제형의 효과를 조사했습니다. 연구자들은 트라넥사믹애씨드 제형이 12주 사용 후 기미의 중증도를 상당히 감소시켰음을 발견했으며, 이것이 이 상태에 대한 안전하고 효과적인 치료법이라는 결론을 내렸습니다.

- 2018년 피부과 치료 저널(Journal of Dermatological Treatment)에 발표된 연구에서는 32명의 여성 대상자를 대상으로 염증 후 과다색소침착에 대한 국소 2% 트라넥사믹애씨드 제제의 효과를 평가했습니다. 연구자들은 트라넥사믹애씨드 제제가 12주 사용 후 과색소 침착을 상당히 감소시키고 전반적인 피부 밝기와 질감을 개선한 것을 발견했습니다.

※ 코직애씨드

➡ 버섯에서 추출한 천연 성분으로 사케라는 술을 생산하는 데 사용되는 발효 과정의 부산물로 피부에 색을 부여하는 색소인 멜라닌 생성에 관여하는 효소인 티로시나아제의 활성을 억제함으로써 멜라닌 생성을 줄이고 다크 스팟 및 과다 색소 침착 형성을 예방할 수 있습니다. 1%에서 4% 범위의 농도에서 피부 미백 및 과다 색소 침착의 모양을 줄이는 데 효과적인 것으로 알려져 있으며, EWG 레드 등급으로 우리나라에서는 거의 사용되지 않는 성분입니다. 아래는 코직애씨드의 효능과 관련된 연구결과입니다.

- 2008년 Journal of Cosmetic Dermatology에 발표된 연구에서는 기미 치료를 위해 2% 코직애씨드와 5% 글리콜산을 함유한 국소 크림의 효능과 안전성을 평가했습니다. 연구원들은 크림이 12주 사용 후 기미 색소 침착을 상당히 감소시켰음을 발견했으며, 이 상태에 대한 안전하고 효과

04 사랑하는 가족을 위하여 **배워보아요**

적인 치료 옵션이라는 결론을 내렸습니다.
- 2017년 Journal of Clinical and Aesthetic Dermatology에 발표된 또 다른 연구에서는 2% 코직애씨드와 10% L-아스코빅애씨드(비타민 C)을 함유한 국소 크림과 4% 하이드로퀴논을 함유한 크림의 안면 과다색소침착 치료 효과를 비교했습니다. 연구자들은 두 크림 모두 색소 침착을 줄이는 데 효과적이지만 코직애씨드와 비타민 C 크림은 부작용이 적고 환자가 더 잘 견딘다는 것을 발견했습니다.
- 2014년 Journal of Dermatological Science에 발표된 연구에서는 코직애씨드가 피부 미백 효과를 발휘하는 메커니즘을 조사했습니다. 연구자들은 코직애씨드가 인간 멜라닌 세포에서 티로시나아제 활성과 멜라닌 생성을 억제한다는 사실을 발견했으며 안전하고 효과적인 피부 미백제라는 결론을 내렸습니다.

✳ 알부틴

➦ 블루베리 등의 여러 식물에서 발견되는 천연 화합물로 피부에 바르면 멜라닌 생성을 억제하는 것으로 알려져 있습니다. 2% 미만의 낮은 농도로 주로 사용되며, EWG 그린 등급이기는 하지만 가수분해될 경우 화장품 사용 금지 성분인 하이드로퀴논으로 변환될 수 있어 우리나라에서는 많이 사용되지 않는 성분입니다. 아래는 알부틴의 효능과 관련된 연구결과입니다.
- 2009년 Journal of Cosmetic Dermatology에 발표된 한 연구에서는 기미 치료에서 알부틴 및 기타 피부 미백 성분을 함유한 국소 크림의 효능을 평가했습니다. 이 연구는 크림이 기미의 중증도를 줄이고 전반적인 피부 밝기를 개선하는 데 효과적이라는 것을 발견했습니다.

- 2006년 Journal of Dermatological Science에 발표된 또 다른 연구에서는 알부틴의 효능을 하이드로퀴논 및 코직산을 포함하여 일반적으로 사용되는 다른 피부 미백제와 비교했습니다. 이 연구는 알부틴이 멜라닌 생성을 억제하는 데 효과적이며 테스트한 다른 약제보다 부작용이 적다는 것을 발견했습니다.
- Journal of Clinical and Aesthetic Dermatology에 발표된 피부 미백을 위한 알부틴 사용에 대한 2017년 연구 검토에서는 알부틴이 과색소침착 및 기타 피부 변색 치료에 안전하고 효과적인 성분이라고 결론지었습니다. 그러나 저자는 장기적으로 안전성과 효능을 확인하기 위해서는 추가 연구가 필요하다고 지적했습니다.

※ 글루타티온

➡ 일반적으로 글루타치온이라고 알려진 화장품 공식 성분명 글루타티온은 세포 내에서 자연적으로 생성되는 삼중 펩타이드로, 글루타민산, 시스테인, 글리신으로 구성됩니다. 강력한 항산화제로서, 자유 라디칼로부터 피부를 보호하고 노화를 지연시키며, 멜라닌 생성을 억제하여 색소 침착을 감소시키고 피부 톤을 밝게 합니다.
- Journal of Cosmetic Dermatology에 발표된 스킨케어에서의 글루타티온 역할이라는 2019년 연구에서는 글루타티온이 피부 관리에서 항산화, 노화 방지, 피부 미백에 긍정적인 영향을 줄 수 있음을 시사하고 있습니다.

※ 비타민C 유도체

➡ 순수 비타민C인 아스코빅애씨드는 산화가 빨리 되고, PH가 4 이상일 경

04 사랑하는 가족을 위하여 배워보아요

우 흡수가 잘 되지 않기 때문에 이러한 단점들을 보완하여 만든 비타민 C 유도체들이 있습니다. 대표적인 비타민C 유도체는 다음과 같습니다.
- 아스코빌팔미테이트 : 아스코빅애씨드보다 더 안정적인 비타민 C의 지용성 형태입니다. 피부 깊숙이 침투할 수 있고 콜라겐 합성을 촉진하고 잔주름과 주름을 줄이는 것으로 나타났기 때문에 노화 방지 제품에 자주 사용됩니다.
- 아스코빌테트라이소팔미테이트: 지용성 형태의 비타민 C로 매우 안정적이며 피부에 쉽게 흡수됩니다. 노화 방지 제품에 자주 사용되며 잔주름과 주름을 줄이고 피부 질감과 색조를 개선하는 것으로 나타났습니다.
- 에칠아스코빌에텔: 아스코빅애씨드보다 더 안정적인 비타민 C의 안정한 수용성 형태입니다. 민감한 피부를 겨냥한 제품에 자주 사용되며 과다 색소 침착, 잔주름 및 주름을 줄이고 피부 탄력을 향상시키는 것으로 나타났습니다.
- 마그네슘아스코빌포스페이트 : 아스코빅애씨드보다 더 안정적인 비타민 C의 안정한 수용성 형태입니다. 민감한 피부를 겨냥한 제품에 자주 사용되며 잔주름과 주름을 줄이는 것으로 나타났습니다.
- 소듐아스코빌포스페이트 : 아스코빅애씨드보다 덜 효과적이지만 여전히 콜라겐 합성을 촉진하고 과색소침착의 모양을 줄이는 데 효과적인 비타민 C의 안정하고 수용성인 형태입니다.

⑤ 주름 및 탄력 저하 등 (주름 및 탄력 개선)

✴ 레티놀

➡ 전 세계적으로 주름 개선 효능이 가장 검증된 순수한 형태의 비타민 A입니다. 2019년 영국왕립협회 선정 올해의 책 결선 후보작이었던 '피부는

인생이다'에서 저자인 라이먼 박사가 화장품의 유일한 안티에이징 성분이라고 꼽았던 성분이기도 합니다. 레티놀은 피부 질감을 개선하고 잔주름과 주름을 줄이며 콜라겐 생성을 촉진하는 것으로 알려져 있습니다. 일반적으로 0.1% ~ 0.3%의 농도로 사용되며, 피부에 큰 자극을 줄 수 있으므로 낮은 농도로 시작하여 시간이 지남에 따라 피부가 치료에 적응함에 따라 점차 농도를 높이는 것이 중요합니다. 한편 태양에 대한 피부의 민감도를 증가시킬 수 있으므로 저녁에만 바르고, 다음 날 낮에도 광범위 자외선 차단제를 꼭 사용하는 것이 중요합니다. 또한 레티노이드는 발육 중인 태아나 유아에게 해로울 수 있기 때문에 임신 중이나 모유 수유 중에 사용하지 않는 것도 중요합니다. 아래는 레티놀의 효능과 관련된 연구결과입니다.

- 2005년 Dermatologic Surgery 저널에 발표된 논문에 따르면 12주 동안 하루에 한 번 얼굴과 목에 사용힐 레티놀 크림 또는 위약 크림을 빋도록 무작위로 배정된 36명의 참가자가 참여했습니다. 연구가 끝날 무렵 연구원들은 레티놀 크림을 사용한 참가자들이 플라시보를 사용한 참가자들에 비해 잔주름과 주름이 통계적으로 유의미하게 개선되었을 뿐만 아니라 피부 질감과 톤도 개선되었음을 발견했습니다.
- Dermatologic Surgery 저널에 발표된 한 연구에 따르면 레티놀을 몇 개월에 걸쳐 사용하면 잔주름과 주름을 개선할 수 있을 뿐만 아니라 피부 질감과 색조도 개선할 수 있습니다.
- Journal of Cosmetic Dermatology에 발표된 또 다른 연구에 따르면 레티놀은 피부의 콜라겐 생성을 증가시켜 피부 탄력을 개선하고 주름을 줄이는 데 도움이 될 수 있습니다. 이 연구는 또한 레티놀이 검버섯 및 기타 유형의 과다 색소 침착을 줄이는 데 도움이 될 수 있음을 발견했습니다.
- Cutis 저널에 발표된 한 연구에서는 국소 레티놀 크림이 12주 동안 참가

04 사랑하는 가족을 위하여 배워보아요

자 그룹에서 잔주름과 주름의 모양을 줄이고 피부 탄력과 전반적인 피부 질감을 개선하는 데 효과적이라는 사실을 발견했습니다.

※ 하이드록시피나콜론레티노에이트(HPR)

▶ 하이드록시피나콜론레티노에이트(HPR)는 레티노이드의 변형된 유기화합물로, 순수 비타민A인 레티놀보다 덜 자극적일 뿐만 아니라 더 효과적으로 콜라겐 생성을 자극하고 세포 회전율을 증가시켜 잔주름, 주름 및 기타 노화 징후를 개선하는 데 도움이 된다고 알려져 있습니다. 또한 레티놀보다 안정적으로 시간이 지남에 따라 성능이 저하되고 효능을 잃을 가능성도 적으며, 기존의 레티노이드와 달리 HPR은 일반적으로 대부분의 사람들, 심지어 민감한 피부를 가진 사람들에게도 잘 견디는 것으로 연구 결과가 나타나고 있습니다. 개인적으로는 현존하는 최고의 주름 개선, 안티에이징 성분으로 불리워도 될 만한 성분이라 생각하고 있습니다. 아래는 HPR의 효능과 관련된 연구결과입니다.

- 2017년 Journal of Cosmetic Dermatology에 발표된 한 연구에서는 12주 동안 35-60세 여성 30명의 피부에 대한 0.1% HPR 함유 국소 크림의 효과를 평가했습니다. 연구원들은 HPR 크림이 잔주름과 주름을 줄이는 데 효과적일 뿐만 아니라 피부 탄력과 탄력을 개선하는 데 효과적이라는 사실을 발견했습니다. 그들은 또한 HPR 크림이 자극이나 기타 부작용에 대한 보고 없이 참가자들이 잘 견뎌냈다고 언급했습니다.

- 2018년 Journal of Cosmetic Dermatology에 발표된 또 다른 연구에서는 12주 동안 40-60세 여성 30명의 피부에 대한 HPR 및 기타 활성 성분의 조합을 포함하는 국소 세럼의 효과를 평가했습니다. 연구원들은 HPR 세럼이 피부 수분, 탄력 및 탄력을 개선하고 잔주름과 주름을 줄이

는 데 효과적이라는 사실을 발견했습니다. 혈청은 자극이나 기타 부작용에 대한 보고 없이 참여자들이 잘 견뎌냈습니다.
- 2016년 Journal of Cosmetic Dermatology에 발표된 한 연구에서는 레티놀 0.1%와 HPR 0.5%를 함유한 스킨케어 제품이 12주 동안 25명의 여성 피험자를 대상으로 노화 징후를 감소시키는 효능을 평가했습니다. 이 연구에서는 제품이 잔주름, 주름 및 과다 색소 침착의 모양을 크게 개선한 것으로 나타났습니다.

※ 아데노신

➡ 우리나라의 대표적인 주름 기능성 성분으로 콜라겐과 엘라스틴의 생성을 촉진하여 잔주름과 주름의 모양을 줄이고 피부 질감과 색조를 개선하며 눈 주위의 다크 서클과 붓기를 줄이는 데에도 도움이 되는 것으로 여겨집니다. 일반적으로 0.04%에서 최대 0.5%까지 사용 시 안전한 것으로 간주됩니다. 아래는 아데노신의 효능과 관련된 연구결과입니다.
- 2009년 Journal of Cosmetic Dermatology에 발표된 한 연구에 따르면 0.4% 농도의 아데노신을 국소적으로 바르면 4주간의 치료 후 눈가 주름이 눈에 띄게 감소했습니다. 이 연구는 또한 아데노신이 피부 탄력을 증가시키고 피부 결을 개선했다고 보고했습니다.
- 2016년 Journal of Drugs in Dermatology에 발표된 또 다른 연구에서는 0.04% 아데노신을 함유한 크림의 효능을 평가한 결과 사용 8주 후에 잔주름과 주름이 개선되는 것으로 나타났습니다.
- 2019년 Journal of Cosmetic Dermatology에 발표된 연구에 따르면, 0.04% 아데노신 크림은 12주 사용 후 주름 심각도를 줄이는 데 효과적인 것으로 나타났습니다.

04 사랑하는 가족을 위하여 배워보아요

※ 펩타이드

➡ 신체에서 자연적으로 발견되는 아미노산의 중합체이며 콜라겐 생성을 자극하고 피부 치유를 촉진하는 능력이 있는 것으로 알려져 있습니다. 펩타이드는 다양한 유형이 있으며 대표적인 펩타이드는 다음과 같습니다.
- 아세틸헥사펩타이드-8 : 인기 있는 주사제와 유사한 주름 감소 효과가 있는 것으로 생각되기 때문에 "병 속의 보톡스"라고 불리기도 합니다.
- 카퍼펩타이드 : 포함되어 있으며 잔주름과 주름을 개선할 수 있는 콜라겐 생성을 촉진하는 것으로 알려져 있습니다.
- 팔미토일펩타이드 : 피부 탄력과 탄력을 개선하는 데 도움이 되는 것으로 알려져 있습니다.
- 올리고펩타이드 : 다른 유형의 펩타이드보다 작고 피부 깊숙이 침투할 수 있어 주름이나 변색과 같은 특정 피부 문제를 표적으로 삼는 데 효과적입니다.
- EGF : EGF(표피 성장 인자)는 폴리펩타이드의 일종으로 피부에서 세포의 성장과 재생을 촉진하고, 잔주름, 주름 및 기타 노화의 징후를 개선하는 데 사용됩니다. EGF는 피부 세포 표면의 EGF 수용체에 결합하여 궁극적으로 콜라겐 생성을 증가시키고 피부 탄력을 개선하며 피부결을 매끄럽게 하는 일련의 세포 현상을 유발하는 것으로 생각됩니다.

6 항산화 (피부 산화 방지)

※ 글루타티온

➡ 앞서 미백에서 설명한 바와 같이 글루타티온은 세포 내에서 자연적으로 생성되는 삼중 펩타이드로, 글루타민산, 시스테인, 글리신으로 구성됩니

다. 강력한 항산화제로서, 자유 라디칼로부터 피부를 보호하고 노화를 지연시키며, 멜라닌 생성을 억제하여 색소 침착을 감소시키고 피부 톤을 밝게 합니다.

✳ 비타민E(토코페롤)

➡ 비타민 E의 한 형태로, 식물성 기름, 견과류, 시금치, 브로콜리 등 여러 식품에서 자연적으로 발견됩니다. 강력한 항산화제로서, 자유 라디칼로부터 피부를 보호하고 노화를 지연시키며, 피부를 보호하고 손상된 피부의 회복을 촉진합니다. 또한 강력한 보습 효과도 있어 피부 건조함 개선에도 도움을 줍니다.

✳ 페룰릭애씨드

➡ 주로 곡물, 커피, 사과, 오렌지, 아티초크 등의 씨앗과 잎에서 자연적으로 존재하는 폴리페놀입니다. 강력한 항산화제로서, 자유 라디칼로부터 피부를 보호하고 노화를 지연시키며, UV 광선과 환경적 스트레스로부터 피부를 보호합니다. 또한 순수 비타민C(아스코빅애씨드), 토코페롤과 함께 사용 시 색소 침착 감소 및 피부 톤 개선에도 도움을 줍니다.

✳ 레스베라트롤

➡ 레스베라트롤은 주로 포도 껍질, 레드 와인, 땅콩, 일부 베리류 등의 식물이 환경적 스트레스나 감염으로부터 자신을 보호하기 위해 생성하는 자연 발생 폴리페놀 화합물입니다. 강력한 항산화제로서, 자유 라디칼로부터 피부를 보호하고 노화를 지연시키며, UV 광선과 환경적 스트레스로

04 사랑하는 가족을 위하여 배워보아요

부터 피부를 보호합니다. 또한 색소 침착 감소 및 피부 톤 개선에도 도움을 주는 것으로 알려져 있습니다.

✳ *유비퀴논*

▸ 유비퀴논은 세포의 미토콘드리아에서 자연적으로 발생하는 코엔자임으로, 인체 내 에너지 생산에 중요한 역할을 합니다. 세포의 에너지 생성을 촉진하여 피부의 건강과 활력을 유지하는 데 도움을 주며, 강력한 항산화제로서, 세포를 자유 라디칼로부터 보호하고 노화를 지연시킵니다.

✳ *아스타잔틴*

▸ 아스타잔틴은 해조류, 연어, 새우, 게 등에서 자연적으로 발견되는 카로티노이드 화합물입니다. UV 광선으로부터의 보호 및 피부 손상 감소, 자유 라디칼로부터 피부를 보호하고 노화 지연, 피부 탄력 및 주름 감소 등에 도움을 줍니다.

✳ *에피갈로카테킨갈레이트(EGCG)*

▸ EGCG는 녹차에서 발견되는 주요 카테킨으로, 녹차 잎에서 추출되며, 특히 녹차의 주요 활성 성분 중 하나입니다. 자유 라디칼로부터 피부를 보호하고 노화를 지연시키며, 염증 반응을 감소시키고 피부를 진정시킵니다. 또한 UV 광선으로부터의 보호 및 피부 손상도 감소시킨다고 알려져 있습니다.

비타민C (아스코빅애씨드)

활성 산소(자유 라디칼)는 환경적 스트레스, UV 광선, 오염 등으로 인해 발생하며, 세포 손상을 일으켜 피부 노화의 주요 원인 중 하나입니다. 항산화제는 이러한 자유 라디칼과 반응하여 그들의 해로운 영향을 중화시키고, 이로 인해 세포 손상과 노화 과정을 늦출 수 있습니다. 순수 비타민C(아스코빅애씨드)는 앞서 설명한 바와 같이 강력한 미백 성분이자 항산화제입니다. 일반적으로 5%에서 20% 사이의 농도가 일반적으로 사용되며, PH가 최대 4 이하일 때 의미 있게 흡수된다고 알려져 있습니다. 다만, 아스코빅애씨드는 분자가 작아 PH 4 이하일 경우 따가움이 느껴질 가능성이 높기 때문에 민감성 피부는 사용을 지양하고, 건강한 저항성 피부라 하더라도 주 1~2회 정도 사용하는 것이 좋습니다. 또한 금방 산화되기 때문에 냉장고에 보관하고 최대한 빨리 사용하는 것이 좋습니다.

나이아신아마이드

비타민B3로 앞서 피부 진정, 미백 효과 뿐만 아니라 항산화 효능도 함께 갖고 있는 성분입니다.

다이메틸설폰

MSM으로도 알려져 있으며, 많은 식물, 동물 및 인간의 신체에서도 발견되는 천연 화합물로서 피부 진정 뿐 아니라 항산화 효능도 함께 갖고 있는 성분입니다.

04 사랑하는 가족을 위하여 배워보아요

✳ 하이드록시아세토페논

▶ 자연에서 유래한 것이 아닌 화학적으로 제조되는 성분으로 페놀성분을 포함하여 세포 내 산화적 스트레스를 줄이는 데 도움을 주어, 피부 세포의 손상과 노화 과정을 늦출 수 있습니다. 또한 피부 자극을 줄이며, 방부 및 항균 작용을 제공합니다.

✳ 수퍼옥사이드디스뮤타아제(SOD)

▶ 수퍼옥사이드 디스뮤타아제(Superoxide Dismutase, SOD)는 다양한 식물, 동물, 박테리아에서 발견되는 강력한 항산화 효소로, 인체 내에서 활성 산소(특히 수퍼옥사이드 라디칼)를 무해한 물질로 변환시키는 데 중요한 역할을 합니다. 이 효소는 셀룰러 산화 스트레스를 감소시키며, 피부를 보호하여 노화 방지, 염증 완화 및 피부 재생을 촉진합니다.

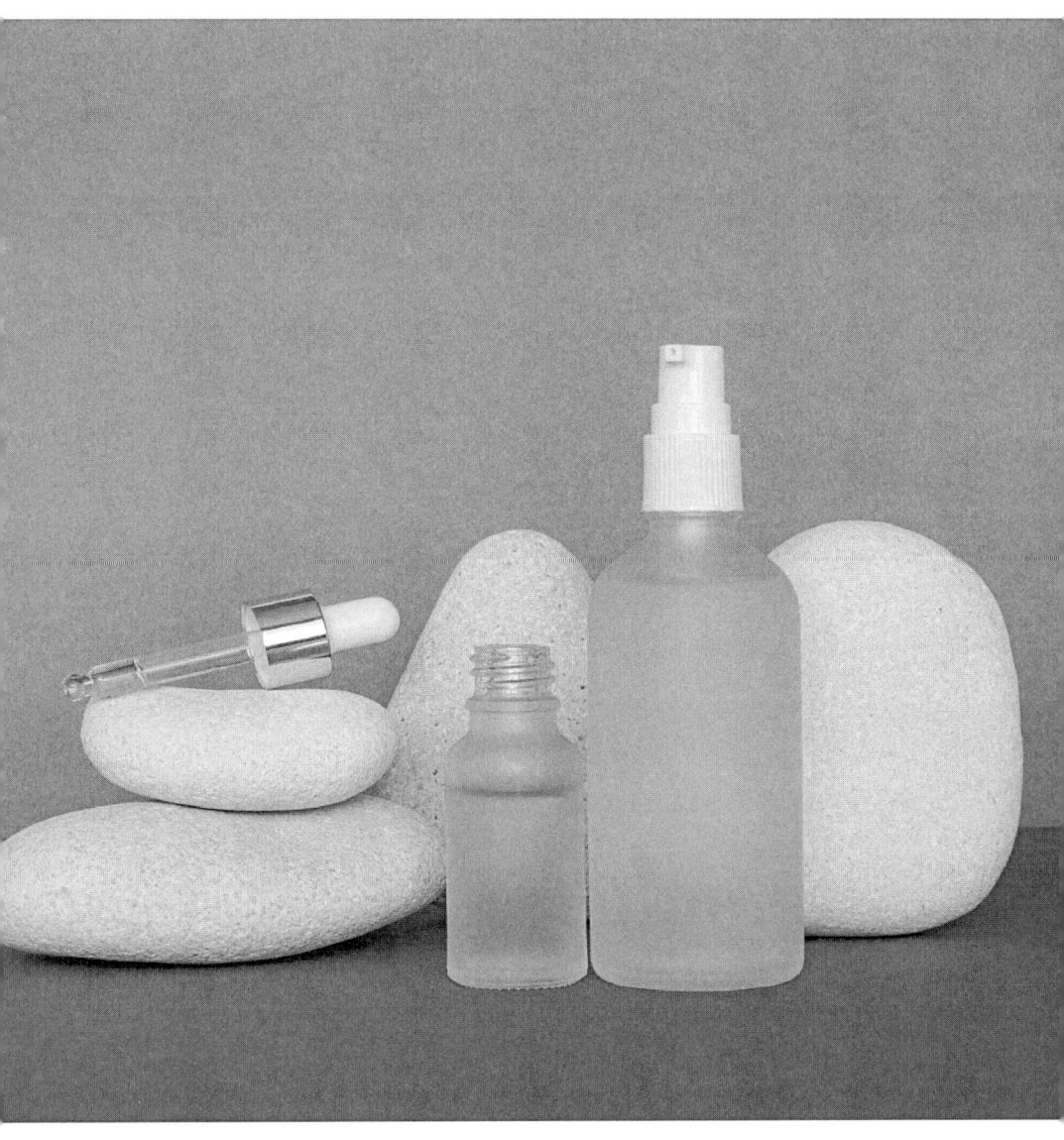

04 사랑하는 가족을 위하여 배워보아요

피부고민별 성분의 EWG 등급

① EWG의 역할 및 등급 시스템

- EWG(Environmental Working Group)는 미국의 비영리 단체로, 화장품 성분의 안전성을 평가하는 시스템을 운영합니다. 이 시스템에서는 성분의 안전성을 등급으로 나타냅니다.
- 이 등급은 세 가지 카테고리로 나뉩니다: 그린(1-2), 옐로우(3-6), 레드(7-10). 여기서 낮은 숫자가 성분의 안전성이 높다는 것을 의미합니다.

② 등급의 변화

- 성분의 초기 사용 시, EWG는 '그린' 등급에서 시작합니다. 이후 성분의 잠재적 위험도가 높아질수록 등급은 상승합니다. 즉, 성분의 위험성이 증가함에 따라 그린에서 옐로우, 레드로 등급이 변경됩니다.

③ 데이터의 양과 등급의 중요성

- EWG는 성분의 등급 뿐만 아니라, 평가에 사용된 데이터의 양도 함께 표기합니다. 이는 등급을 보다 정확하게 이해하는 데 중요합니다. 따라서, 성분의 안전성을 평가할 때는 등급과 함께 데이터의 양도 고려해야 합니다.

4 본 설명에서의 접근 방식

- 본 설명에서는 EWG의 등급에 따라 성분을 그린, 옐로우, 레드로 분류하여 설명하겠습니다. 다만, 여기서는 성분에 대한 데이터의 양은 별도로 고려하지 않고 등급만을 기준으로 설명합니다.

5 피부고민별 성분의 EWG 등급

(1) 그린 등급

1) 피부 건조 (친수성, 함습제) : 하이알루로닉애씨드, 소듐하이알루로네이트, 글리세린, 소듐PCA, 하이드록시에틸우레아, 글리세릴글루코사이드, 트레할로스, 부틸렌글라이콜, 2,3-부탄다이올

ㄱ) 피부 건조 (친유성, 수분증발차단제) : 세라마이드, 카프릴릭/카프릭트라이글리세라이드, 올리브오일, 호호바씨오일, 해바라기씨오일, 스쿠알란, 시어버터, 피씨에이다이메티콘, 잇꽃씨오일, 햄프씨드오일

3) 여드름, 아토피 등 피부 트러블 (진정 및 회복) : 콜로이달오트밀, 덱스판테놀, 알란토인, 나이아신아마이드, 베타인, 다이포타슘글리시리제이트, 마데카소사이드, 베타-글루칸, 다이메틸설폰

4) 기미, 잡티, 여드름 흔적 등 (미백) : 아스코빅애씨드, 나이아신아마이드, 트라넥사믹애씨드, 알부틴, 글루타티온, 아스코빌팔미테이트, 아스코빌테트라이소팔미테이트, 에칠아스코빌에텔, 마그네슘아스코빌포스페이트, 소듐아스코빌포스테이트

5) 주름 및 탄력 저하 등 (주름 및 탄력 개선) : 하이드록시피나콜론레티노에이트, 아데노신, 펩타이드

04 사랑하는 가족을 위하여 배워보아요

6) 항산화 : 글루타티온, 토코페롤, 페룰릭애씨드, 레스베라트롤, 유비퀴논, 아스타잔틴, 에피갈로카테킨갈레이트, 아스코빅애씨드, 나이아신아마이드, 다이메틸설폰, 하이드록시아세토페논

(2) 옐로우 등급
1) 피부 건조 (친수성, 함습제) : 우레아
2) 피부 건조 (친유성, 수분증발차단제) : 다이메티콘

(3) 레드 등급
1) 기미, 잡티, 여드름 흔적 등 (미백) : 코직애씨드
2) 주름 및 탄력 저하 등 (주름 및 탄력 개선) : 레티놀

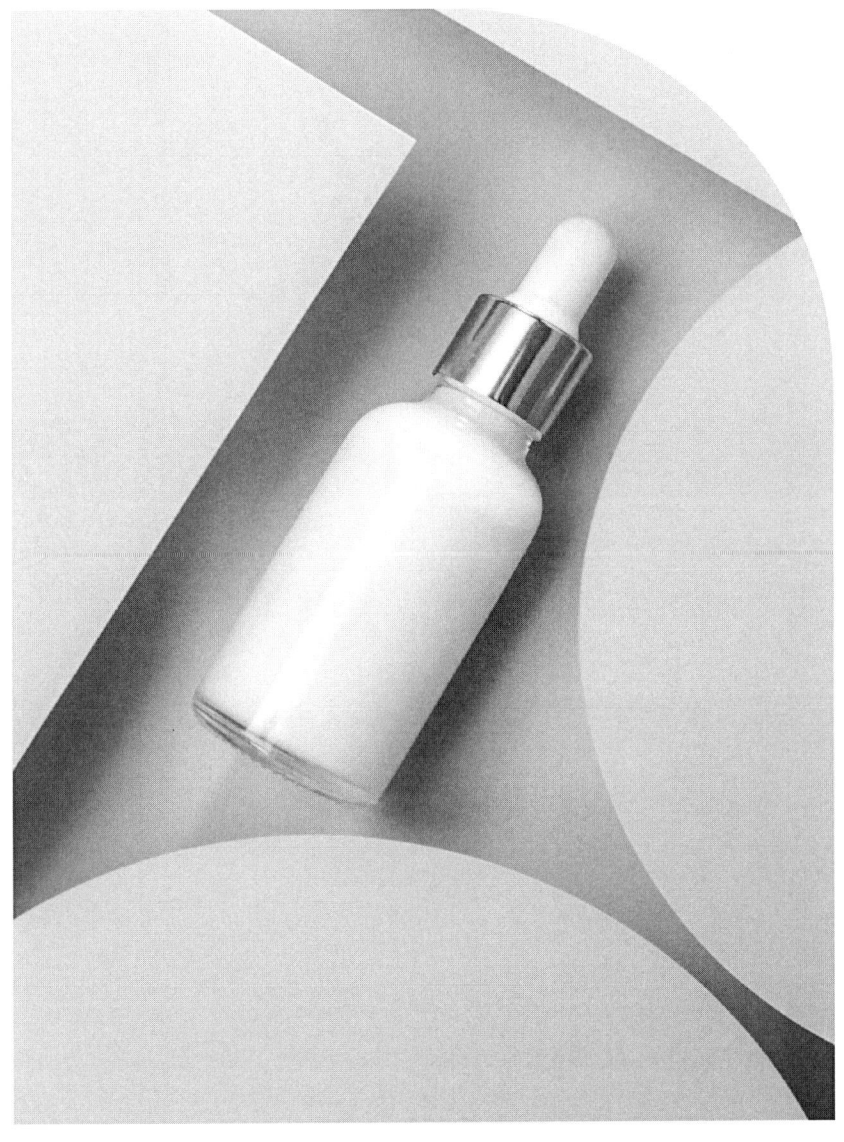

05

어려지고, 예뻐지는: 화장품 A to Z

신념과 감성,
그리고 이성의 영역

- 비건 화장품
- 친환경 화장품
- 코스메슈티컬
- 맞춤형 화장품
- 화장품 다이어트
- 안티에이징 스킨케어 6대 노하우

05 신념과 감성, 그리고 이성의 영역

◆ 비건 화장품

비건 화장품은 최근 화장품 업계에서 크게 부각되고 있는 중요한 트렌드 중 하나입니다. 이 트렌드는 동물 복지와 환경 지속 가능성에 대한 증가하는 관심을 반영하고 있습니다. 비건 화장품의 주요 특징은 다음과 같습니다.

- **동물 실험 반대**: 비건 화장품은 단순히 동물 유래 성분을 사용하지 않는 것을 넘어서, 동물 실험을 하지 않는 것에도 중점을 둡니다. 많은 비건 브랜드들은 동물 실험을 거치지 않는 제품 개발에 힘쓰고 있습니다.
- **윤리적 소비 증진**: 비건 화장품을 사용하는 것은 동물 복지와 지속 가능성에 대한 인식을 높이고, 윤리적 소비에 대한 중요성을 강조하는 방법입니다.

이러한 특징들은 비건 화장품이 환경, 건강, 윤리적 소비에 중점을 두는 소비자들에게 인기 있는 선택이 되게 만듭니다. 소비자들의 이러한 가치를 반영하는 브랜드들은 시장에서 계속해서 성장하고 있습니다.

◆ 친환경 화장품

친환경 화장품은 환경 보호를 우선시하는 화장품 트렌드로, 지속 가능한 제조 방식과 성분 사용에 중점을 두고 있습니다. 이 트렌드는 환경적 책임감을 가진 소비자들의 요구에 부응하고 있으며, 다음과 같은 특징들을 포함합니다.

- **지속 가능한 성분**: 친환경 화장품은 환경에 미치는 영향이 적은 성분을 사용합니다. 이는 재생 가능한 자원에서 유래한 성분, 유기농 성분, 자연 분해가 가능한 성분 등을 포함할 수 있습니다.
- **에코 프렌들리 포장**: 이러한 화장품은 종종 재활용 가능하거나 생분해성인 포장재를 사용합니다. 이는 폐기물 감소와 환경 오염 방지에 기여합니다.
- **화학물질 사용 최소화**: 친환경 화장품은 유해하거나 오염을 일으킬 수 있는 화학물질 사용을 줄입니다. 실리콘 오일, 파라벤, 황산염, 인공 향료 및 색소 등의 사용을 피합니다.
- **지속 가능한 생산 과정**: 제품 제조 과정에서 에너지 사용을 최소화하고, 재생 가능한 에너지 소스를 사용하며, 환경에 미치는 영향을 줄이려는 노력이 포함됩니다.
- **소비자 교육과 의식 제고**: 이러한 브랜드들은 소비자들에게 환경에 대한 인식을 높이고, 지속 가능한 소비 습관을 장려하기 위한 정보를 제공합니다.

친환경 화장품 트렌드는 소비자들의 환경에 대한 인식 증가와 더불어 성장하고 있으며, 화장품 산업에서 지속 가능한 발전을 위한 중요한 움직임으로 자리 잡고 있습니다.

◆ 코스메슈티컬

코스메슈티컬(Cosmeceutical)은 화장품(cosmetic)과 제약(pharmaceutical)의

05 신념과 감성, 그리고 이성의 영역

합성어로, 이는 화장품에 약리학적으로 활성인 성분이 포함되어 있어 피부에 미치는 영향이 더 강력하거나 치료적인 효과를 가진 제품을 의미합니다. 코스메슈티컬은 다음과 같은 특징을 가집니다.

- **과학적 연구 및 개발**: 이러한 제품은 종종 과학적 연구와 임상 시험을 기반으로 개발되며, 그 효능과 안전성이 검증되는 경우가 많습니다.
- **활성 성분**: 코스메슈티컬 제품에는 피부의 외관을 개선하는 것을 넘어서 피부 구조와 기능에 영향을 미칠 수 있는 활성 성분이 포함됩니다. 이러한 성분에는 비타민A, 비타민C, 히알루론산, 펩타이드, 레티놀, AHA, BHA, PHA, LHA 등이 있습니다.
- **강력한 효과**: 코스메슈티컬은 일반 화장품보다 더 깊은 강력적 효과를 제공합니다. 예를 들어, 여드름, 주름, 색소 침착, 탄력 저하 등과 같은 특정 피부 문제를 개선하는 데 도움이 될 수 있습니다.
- **고함량**: 코스메슈티컬 제품은 일반 화장품에 비해 더 높은 농도의 활성 성분을 함유하고 있어, 더 강력한 효과를 제공할 수 있습니다.

코스메슈티컬은 화장품과 의약품의 경계에 있으며, 피부 관리에 보다 과학적이고 집중적인 접근을 제공하는 것을 목표로 합니다. 이 트렌드는 소비자들 사이에서 보다 효과적인 피부 관리 솔루션을 추구하는 경향과 함께 성장하고 있습니다.

◆ 맞춤형 화장품

맞춤형 화장품 트렌드는 화장품 산업에서 점점 더 인기를 얻고 있는 현상입니다. 이 트렌드는 고객 개개인의 피부 타입과 필요에 맞춘 화장품을 제공하는 것에 중점을 두고 있습니다. 이러한 트렌드의 주요 요소를 다음과 같이 설명할 수 있습니다.

- **고농축 활성 성분**: 고농축 활성 성분을 사용하는 경향이 있습니다. 이러한 성분들은 피부에 뚜렷한 영향을 미치며, 사용자는 자신의 피부 문제에 맞춰 특정 제품을 선택할 수 있습니다.

- **간결하고 투명한 성분 목록**: 제품의 성분을 간단하고 이해하기 쉽게 명시합니다. 이를 통해 소비자들은 자신에게 필요한 성분이 무엇인지, 어떤 성분을 피해야 하는지 쉽게 알 수 있습니다.

- **개별화된 스킨케어 루틴**: 맞춤형 화장품 트렌드에서는 개인의 피부 상태와 목표에 맞는 제품을 선택하여 개별화된 스킨케어 루틴을 구성하여 다양한 피부 문제를 해결하기 위한 맞춤형 제품을 제공합니다.

- **접근성과 가격**: 맞춤형 화장품 트렌드는 고품질의 제품을 합리적인 가격에 제공하는 것을 목표로 합니다. 고성능 제품을 합리적인 가격에 제공하는 것은 이 트렌드의 대표적인 예로 꼽힙니다.

- **교육과 정보 제공**: 이러한 브랜드들은 소비자들에게 성분과 그 효능에 대한 교육적인 정보를 제공하여, 보다 정보에 기반한 제품 선택을 할 수 있도록 합니다.

- **과학 기반의 접근**: 맞춤형 화장품 트렌드는 과학적 연구와 데이터에 기

05 신념과 감성, 그리고 이성의 영역

반하여 제품을 개발하고, 효과적인 결과를 보장하기 위한 임상 시험에 중점을 둡니다.

이러한 맞춤형 화장품 트렌드는 소비자들이 자신의 피부 상태와 필요를 더 잘 이해하고, 그에 맞는 제품을 선택할 수 있게 함으로써, 보다 효과적이고 만족스러운 스킨케어 경험을 제공합니다.

◆ 화장품 다이어트

'화장품 다이어트'는 화장품과 스킨케어 제품의 사용을 최소화하는 트렌드를 말합니다. 이 트렌드는 간단하고 자연스러운 스킨케어 루틴에 중점을 두며, 필수적이고 효과적인 몇 가지 제품에 집중합니다. 이러한 접근 방식은 여러 가지 이유로 인기를 얻고 있습니다.

- **피부 건강 개선**: 화장품 다이어트의 주된 목표는 피부의 자연적인 건강과 균형을 유지하는 것입니다. 과도한 화장품 사용은 피부 문제를 유발할 수 있으며, 이러한 접근 방식은 피부에 부담을 줄이고 자연스러운 상태를 유지하는 데 도움이 됩니다.

- **간소화된 루틴**: 많은 사람들이 복잡하고 시간이 많이 소요되는 스킨케어 루틴을 간소화하려고 합니다. 화장품 다이어트는 필수적인 몇 가지 제품으로 루틴을 줄여, 시간과 노력을 절약할 수 있게 합니다.

- **경제적인 측면**: 적은 수의 제품을 사용함으로써 비용을 절약할 수 있습니다. 이는 장기적으로 화장품에 대한 지출을 줄이는 데 도움이 됩니다.

- **지속 가능성**: 화장품 다이어트는 환경에 대한 영향을 줄이는 방법으로

도 볼 수 있습니다. 제품 사용을 줄이면 폐기물과 포장재 사용이 감소하고, 전반적인 환경 발자국이 줄어듭니다.

- **피부 과민성 감소**: 피부가 민감하거나 특정 성분에 반응하는 사람들에게는 제품 수를 줄이는 것이 피부 자극을 줄이는 효과적인 방법이 될 수 있습니다.

화장품 다이어트는 개인의 피부 상태와 필요에 맞춰 조절될 수 있으며, 각자에게 가장 적합한 제품과 성분을 찾는 것이 중요합니다. 이러한 트렌드는 건강하고 지속 가능한 스킨케어에 대한 관심이 높아짐에 따라 더욱 인기를 얻고 있습니다.

✦ 안티에이징 스킨케어 6대 노하우

1. 자외선 차단

- **이유**: 자외선은 색소 침착, 주름, 탄력 저하를 일으킬 수 있는 피부 노화의 가장 주요 원인입니다. 또한 피부암의 위험을 증가시킬 수도 있습니다.
- **방법**: 만약 화장품을 하나만 사용하고자 한다면, 다른 제품들보다 자외선 차단제를 선택하는 것이 좋습니다. 이는 자외선이 피부 손상과 노화의 주요 원인 중 하나이기 때문입니다. 또한, 현대의 자외선 차단제에는 보습, 미백, 주름 개선과 같은 다양한 기능성이 포함되어 있는 제품들이 많습니다. 자외선 차단제를 사용할 때는 SPF 30, PA+++ 이상의 제품을 매일 사용하고, 외출 시에는 주기적으로 다시 발라주는 것이 효과적입니다.

05 신념과 감성, 그리고 이성의 영역

2. 피부타입별 보습

- **이유**: 피부 타입에 맞는 보습제의 사용은 피부 장벽을 강화하고 건조함을 방지하여 피부의 건강과 젊음을 유지하는 데 매우 중요합니다. 중요한 점은 각각의 피부 타입에 맞는 보습 방법을 채택하는 것입니다. 예를 들어, 건성 피부는 수분 함량이 높은 보습제만을 과도하게 사용할 경우 피부를 더 건조하게 만들 수 있어 노화를 촉진할 수 있습니다. 반면, 지성 피부는 왁스 같은 오일성분이 들어 있는 제품을 사용하면 모공을 막아 피부 트러블을 일으킬 수 있습니다.

- **방법**: 건성 피부는 화장품 전성분에 오일 함량이 높은 풍부한 크림을 사용하는 것이 좋습니다. 이러한 크림은 건조한 피부에 보습 기능을 오랫동안 지속시킬 수 있습니다. 반면, 지성 피부는 오일 함량이 적거나, 히알루론산, 글리세린 같은 자연보습인자나 2,3-부탄다이올과 같은 폴리올 등의 함습 성분이 함유된 가벼운 로션 또는 젤 타입의 보습제가 효과적입니다. 이런 제품들은 지성 피부에 필요한 수분을 공급하면서도 무겁거나 기름진 느낌을 주지 않기 때문입니다.

3. 약산성

- **이유**: 건강한 피부는 보통 약산성 또는 미산성의 PH 값을 가집니다. 반면에 아토피나 여드름과 같은 피부 트러블을 가진 피부는 알칼리성에 가까울 가능성이 더 높습니다. 건강한 피부가 약산성을 유지하는 이유는, 이런 환경이 피부의 주요 기능 중 하나인 방어(장벽) 기능에 도움을 주기 때문입니다. 약산성 환경에서는 박테리아의 성장이 억제되기 때문에 피부

는 더 건강하게 유지됩니다. 그러므로 피부의 PH를 약산성으로 유지하는 것은 피부 장벽을 강화하고 트러블을 줄이는 데 중요합니다.

- **방법**: 세안제와 스킨케어 제품을 선택할 때는 PH가 약산성인 제품을 고르는 것이 좋습니다. 하지만 세안제와 달리 피부에 남아있는 기타 스킨케어 제품의 경우, PH가 낮고 분자 크기가 작은 글라이콜릭애씨드나 아스코빅애씨드, 그리고 친유성으로 흡수가 잘 되는 살리실릭애씨드 등의 성분이 포함된 제품은 피부에 자극을 줄 수 있으니 주의가 필요합니다. 본인의 피부상태와 사용 주기를 체크하며 신중하게 사용하는 것이 중요합니다. 반면에, 글루코노락톤이나 락토바이오닉애씨드와 같은 성분은 약산성이면서도 분자가 상대적으로 크지 않아 민감성 피부에도 상대적으로 안전하게 사용할 수 있습니다.

4. 항산화

- **이유**: 활성산소(자유라디칼)에 의한 산화 스트레스는 피부의 주요 단백질인 콜라겐과 엘라스틴에 손상을 주어, 피부의 탄력 감소, 주름 형성, 색소 침착과 같은 노화 증상을 가속화할 수 있습니다. 산화 스트레스는 자외선 노출, 환경 오염, 흡연, 그리고 심지어는 몸의 자연적인 대사 과정으로 인해서도 발생할 수 있습니다. 이러한 산화 스트레스로부터 피부를 보호하고 노화를 지연시키며 피부 건강을 개선하기 위해서는 항산화제가 함유된 스킨케어 제품의 사용이 도움이 됩니다.

05 신념과 감성, 그리고 이성의 영역

- **방법**: 비타민A, 비타민B3, 비타민C, 비타민E, 글루타치온, 레스베라트롤, 페룰릭애씨드 등과 같은 항산화 성분이 포함된 제품을 사용하는 것이 좋습니다. 하지만, 이러한 항산화제는 빛, 산소 또는 온도의 영향으로 쉽게 산화될 수 있으므로, 제품을 구매한 후 가능한 한 빠르게 사용하는 것이 좋습니다. 이렇게 함으로써 항산화제의 효능을 최대한 활용할 수 있습니다.

5. 아침, 저녁 다른 스킨케어

- **이유**: 안티에이징을 위해서는 오전, 오후 다른 스킨케어가 필요합니다. 아침과 낮 시간에는 자외선과 환경적 스트레스로부터 피부를 보호하는 것이 중요한 반면, 저녁과 밤에는 피부의 회복과 재생에 집중해야 합니다. 예를 들어, 피부 주름 개선 및 탄력 향상에 효과적인 레티노이드 성분은 아침에 사용하면 색소 침착과 같은 문제를 일으킬 수 있으므로, 밤에 사용하는 것이 더 좋습니다.

- **방법**: 아침에는 트라넥사믹애씨드, 나이아신아마이드, 비타민C 유도체, 그리고 기타 항산화제가 포함된 미백 및 항산화 제품을 사용하여 환경 요인으로부터 피부를 보호합니다. 반면 저녁에는 레티노이드, 펩타이드, 그리고 기타 항산화제를 함유한 제품을 사용하여 주름 개선과 피부 탄력 증진에 초점을 맞추고, 피부의 재생을 돕습니다.

6. 화장품 다이어트

- **이유**: 프랑스 연구팀의 연구에 따르면, 우리나라는 전 세계에서 피부 민감성이 가장 높은 나라 중 하나로 나타났습니다. 화장품을 과도하게 사용하는 것은 피부를 자극하고 민감성을 증가시킬 수 있습니다. 따라서 '화장품 다이어트', 즉 필요한 제품만을 사용하면서 피부에 휴식을 제공하는 방법이 중요합니다.
- **방법**: 너무 과다한 사용보다는 기본적인 세안, 보습, 자외선 차단에 집중하고, 피부 상태에 따라 추가적인 제품을 선택적으로 사용합니다.

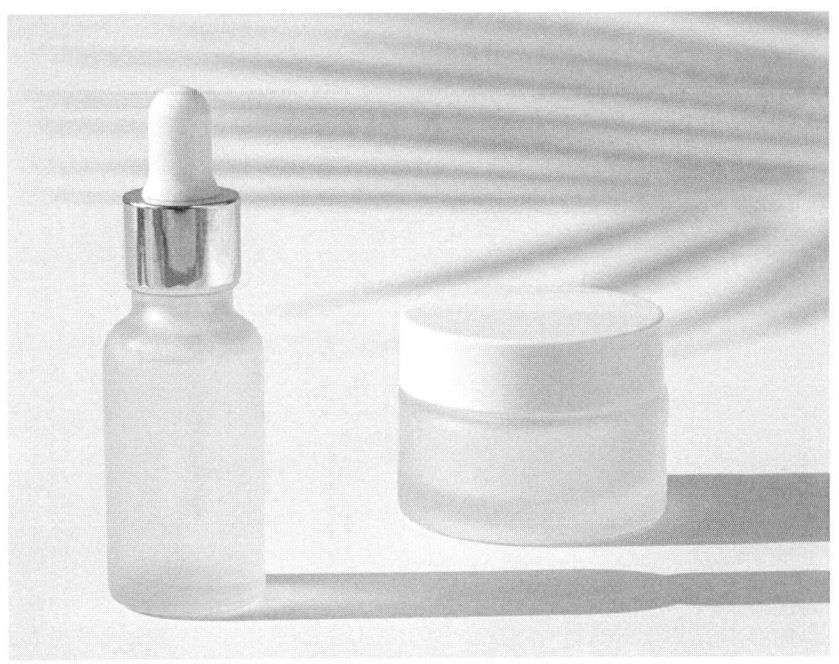

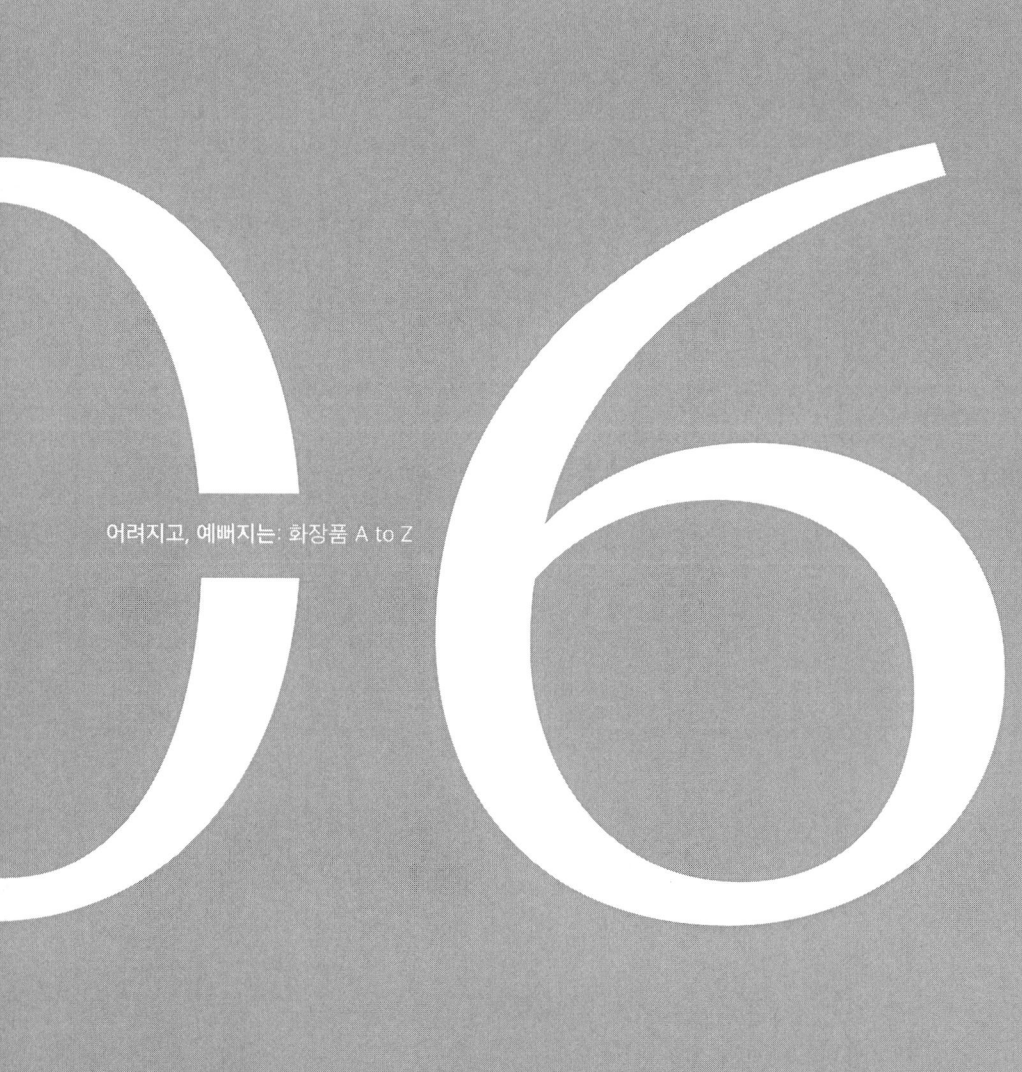

06

어려지고, 예뻐지는: 화장품 A to Z

인공지능을 활용한
화장품 및 피부관리 Q&A

06 인공지능을 활용한 화장품 및 피부관리

 나의 피부타입은 어떻게 정확히 알 수 있나요?

 피부 타입은 기계적인 방법으로도 측정될 수 있지만, 본인이 실제로 느끼는 바가 더 중요할 수 있습니다. 너무 헷갈리거나 복잡하게 생각할 필요 없이 내가 생각하는 나의 피부 특징 및 고민에 맞춰 피부타입 유형을 선택하고 관리하시는 것이 좋을 것 같습니다. 만약 본인이 20대 중반 이하라면 크게 트러블성(민감성)인지 아닌지를 우선 생각하고, 피부가 건조한 지 아닌지를 생각하여 스킨케어를 선택하면 좋습니다. 만약 20대 중후반 이상이라면 트러블, 건성에 대한 스킨케어와 함께 안티에이징 스킨케어를 슬슬 시작한다면 더욱 완벽하게 피부를 유지 또는 가꿀 수 있을 것입니다. 한편 피부 타입은 나이, 환경, 건강 상태에 따라 변할 수 있으므로 유연하게 생각하시는 것이 좋습니다.

- **아침 피부 관찰**: 아침에 일어난 직후의 피부 상태를 확인합니다. 피부가 기름지거나 번들거리는 지, 특히 T존(이마, 코, 턱)에서 그런 경향이 있는지 확인해보세요. 건조하거나 당기는 느낌이 있다면 건성 피부일 가능성이 높습니다. 만약 T존은 기름지지만 다른 부분은 건조하다면 복합성 피부일 수 있습니다.

- **기름종이 테스트**: 얼굴에 기름종이를 눌러보고 기름이 많이 묻어나오는지 확인해보세요. 특히 이마, 코, 턱 부위에 기름이 많이 묻어난다면 지성 피부를 가지고 있을 수 있습니다.

- **홍조 및 트러블**: 피부가 자주 붉어지거나 자극을 받기 쉽다면 민감성 피부일 가능성이 높습니다. 또한, 여드름, 블랙헤드 등의 문제가 자주 발생한다면 지성 트러블성(민감성) 피부입니다. 반면, 건조함으로 인한 붉은 반점이나 각질이 주된 문제라면 건성 민감성 피부라고 생각하고 스킨케어 관리 하시면 좋습니다.

Q 스킨케어 루틴은 어떤 순서로 하는 것이 좋은가요?

A 스킨케어는 가벼운 제품부터 무거운 제품 순으로 사용하는 것이 좋으며, 일반적인 순서는 다음과 같습니다.

- **클렌징**: 하루의 시작과 끝에 얼굴을 깨끗이 씻는 것이 중요합니다. 아침에는 밤새 피부에서 분비된 기름과 땀을 제거하고, 저녁에는 메이크업, 먼지, 오염물질을 철저히 닦아내야 합니다.
- **토너**: 클렌징 후 토너를 사용하여 피부의 pH 균형을 잡고, 남아있는 불순물을 제거하며, 다음 스킨케어 제품의 흡수를 도와줍니다.
- **세럼(또는 에센스 또는 앰플)**: 이 단계에서는 피부 문제에 맞는 활성 성분이 함유된 제품을 선택해 사용합니다. 복잡한 스킨케어를 생략하고 싶은 경우 토너를 생략하고 세럼만 바르셔도 괜찮습니다.
- **보습제 (Moisturizer)**: 모든 피부 타입에 적합한 보습제를 사용하여 수분 손실을 방지하고 피부를 부드럽고 촉촉하게 유지합니다.
- **자외선 차단제 (Sunscreen)**: 낮 시간에는 자외선 차단제를 사용하여 피부를 태양으로부터 보호합니다. 자외선은 피부 노화의 주요 원인 중 하나이므로, 자외선 차단은 매우 중요합니다.
- 추가적으로, 주 1~2회 정도는 다음과 같은 추가적인 스킨케어 단계를 고려할 수 있습니다.
  - **각질 제거 (Exfoliation)**: 피부 표면의 죽은 세포를 제거하여 맑고 깨끗한 피부를 유지합니다.
  - **팩 / 마스크 (Pack / Mask)**: 피부에 집중적인 영양을 공급하거나 특정 피부 문제를 해결하는 데 도움을 주는 마스크나 팩을 사용합니다.

06 인공지능을 활용한 **화장품 및 피부관리**

 얼굴이 자주 당깁니다. 어떤 좋은 방법들이 있을까요?

 얼굴이 자주 당기는 것은 피부의 수분 부족 또는 피부 장벽의 손상이 원인일 수 있습니다. 이를 개선하기 위한 몇 가지 방법은 다음과 같습니다.

- **순한 세안제 사용**: 강한 세정제 대신 비이온, 양쪽성 순한 세안제를 사용합니다. 또는 건조함이 심할 경우 스쿠알란 등의 오일이 함께 함유된 세안제를 사용하면 좋습니다.

- **보습제 꾸준히 사용**: 세안 후 바로 보습제를 사용하여 피부에 수분을 공급하고, 수분 손실을 방지합니다. 보습제는 세라마이드, 히알루론산, 우레아 등의 자연보습인자 성분을 함유한 제품을 선택하는 것이 좋습니다.

- **적절한 수분 섭취**: 하루에 충분한 양의 물을 마셔 피부와 몸에 수분을 공급합니다.

- **피부 장벽 강화**: 세라마이드, 나이아신아마이드 등 피부 장벽을 강화하는 성분이 포함된 제품을 사용하여 피부의 보호막을 강화합니다.

- **촉촉한 환경 유지**: 건조한 환경은 피부 당김을 악화시킬 수 있습니다. 가습기를 사용하거나 실내 식물을 두어 실내 습도를 조절합니다.

- **자외선 차단**: 피부를 자외선으로부터 보호하기 위해 자외선 차단제를 꾸준히 사용합니다.

- **미지근한 물 사용**: 너무 뜨거운 물로 샤워하거나 세안하는 것을 피합니다. 미지근한 물을 사용하는 것이 피부에 더 좋습니다.

- **저자극 스킨케어 제품 선택**: 알코올, 향료, 인공 색소 등 피부 자극을 유발할 수 있는 성분이 없는 저자극 제품을 사용합니다.

손이 자주 틉니다. 어떤 좋은 방법들이 있을까요?

 손이 자주 트는 것은 건조함, 외부 환경, 빈번한 세정 등 다양한 원인에 의해 발생할 수 있습니다. 손의 건강을 개선하기 위한 몇 가지 방법은 다음과 같습니다.

- **보습제 꾸준히 사용**: 손을 씻은 후에는 항상 보습제를 사용하여 수분을 보충하고 피부를 부드럽게 유지합니다. 특히, 글리세린, 세라마이드, 시어버터, 우레아 같은 강력한 보습 성분이 포함된 핸드 크림이나 로션을 사용하는 것이 좋습니다.

- **순한 세정제 사용**: 거친 화학 성분이나 알코올이 들어 있는 세정제 대신, 피부에 부드러운 세정제를 사용합니다. pH 균형이 잡힌, 피부에 순한 세정제를 선택하는 것이 좋습니다.

- **물 사용을 줄이기**: 물과 자주 접촉하면 손의 자연 보호막이 손상될 수 있습니다. 식기 세척이나 청소할 때 고무 장갑을 착용하여 손을 보호합니다.

- **수분 섭취 늘리기**: 몸 안에서부터 수분을 공급하기 위해 충분한 양의 물을 마시세요.

- **야간 보습 케어**: 밤에는 두꺼운 보습제나 바세린을 바르고 면 장갑을 끼고 자면, 보습 효과를 높일 수 있습니다.

- **습도 조절**: 건조한 환경은 손의 피부 건조를 더욱 악화시킬 수 있습니다. 습도를 조절하기 위해 가습기를 사용합니다.

- **자외선 차단**: 손은 자외선 노출이 많은 부위이므로, 외출할 때는 SPF가 포함된 크림을 사용하여 손을 보호합니다.

- **화학 물질 접촉 피하기**: 청소제나 세제와 같은 강한 화학 물질은 피부를 건조하게 할 수 있습니다. 가능한 한 이러한 물질과의 직접 접촉을 피하고, 필요할 때는 보호 장갑을 착용합니다.

06 인공지능을 활용한 **화장품 및 피부관리**

 피부 노화를 예방하는 가장 효과적인 방법은 무엇인가요?

 피부 노화를 예방하는 효과적인 방법들은 다음과 같습니다.

- **자외선 차단**: 자외선은 피부 노화의 약 80% 이상을 차지하는 주요 원인입니다. 매일 SPF가 포함된 자외선 차단제를 사용하고, 직사광선을 피하기 위해 모자나 선글라스를 착용합니다.
- **적절한 보습**: 건조한 피부는 노화의 징후가 더 빨리 나타납니다. 피부 타입에 맞는 보습제를 정기적으로 사용하여 피부를 촉촉하게 유지합니다.
- **건강한 식습관**: 항산화제가 풍부한 식품(과일, 채소, 견과류)을 섭취하면 피부 노화를 늦출 수 있습니다.
- **충분한 수분 섭취**: 하루에 충분한 양의 물을 마시는 것이 중요합니다. 수분 섭취는 피부를 건강하게 유지하는 데 도움이 됩니다.
- **피부 관리 제품의 선택**: 레티노이드, 비타민 C, 히알루론산, 펩타이드 등 노화 방지 성분이 함유된 스킨케어 제품을 사용합니다.
- **스트레스 관리**: 스트레스는 피부 노화를 촉진할 수 있습니다. 명상, 요가, 충분한 수면 등을 통해 스트레스를 관리합니다.
- **술 섭취 줄이기**: 과도한 알코올 섭취는 피부를 건조하게 만들고 노화를 가속화할 수 있습니다.
- **금연**: 흡연은 피부 노화를 촉진하고, 주름과 잔주름의 형성에 기여합니다.

스킨케어로 여드름을 효과적으로 관리하는 방법은 무엇인가요?

 여드름을 효과적으로 관리하기 위한 스킨케어 방법은 다음과 같습니다.

- **올바른 클렌징**: 하루에 두 번, 부드러운 클렌징 제품을 사용하여 피부를 깨끗이 하는 것이 중요합니다. 과도한 세안은 피부를 자극하고 여드름을 악화시킬 수 있으므로 주의합니다.

- **각질 제거**: 주 1~2회, AHA나 BHA와 같은 성분이 포함된 제품으로 각질을 제거합니다. 이는 모공을 막는 죽은 피부 세포를 제거하는 데 도움이 됩니다.

- **여드름 특화 성분 사용**: 살리실릭애씨드, 나이아신아마이드, 다이메틸설폰 등 여드름 관리에 효과적인 성분이 함유된 제품을 사용합니다.

- **보습 유지**: 피부의 수분 균형을 유지하는 것이 중요합니다. 논코메도제닉(모공을 막지 않는) 라벨이 붙은 가벼운 보습제를 선택합니다.

- **자외선 차단제 사용**: 일부 여드름 치료제는 피부를 자외선에 더 민감하게 만들 수 있습니다. 매일 자외선 차단제를 사용하여 피부를 보호합니다.

- **손대지 않기**: 여드름을 짜거나 만지지 않는 것이 중요합니다. 이는 피부를 자극하고 상태를 악화시킬 수 있습니다.

- **부드러운 스킨케어 제품 사용**: 알코올, 멘톨, 향료와 같이 피부를 자극할 수 있는 성분이 포함된 제품은 피합니다.

- **식습관과 생활 습관 개선**: 고당분, 고지방 식품의 섭취를 줄이고, 충분한 수분 섭취와 규칙적인 운동을 하는 것이 좋습니다.

- **충분한 수면**: 피부 재생에 필요한 충분한 수면을 취하는 것이 중요합니다.

06 인공지능을 활용한 화장품 및 피부관리

 스킨케어로 아토피를 효과적으로 관리하는 방법은 무엇인가요?

 스킨케어를 통해 아토피 피부염을 효과적으로 관리하는 방법은 다음과 같습니다.

- **순한 클렌징**: 거친 화학 성분이 없는 순한 클렌징 제품을 사용합니다. 뜨거운 물 대신 미지근한 물을 사용하고, 너무 자주 씻지 않도록 주의합니다.
- **중점적인 보습**: 아토피 피부는 매우 건조하기 쉬우므로, 보습은 매우 중요합니다. 세안 직후와 필요할 때마다 보습제를 꾸준히 바르세요. 세라마이드, 글리세린, 히알루론산과 같은 보습 성분이 함유된 제품이 좋습니다.
- **피부 장벽 강화**: 피부 장벽을 복원하고 강화하는 성분이 들어 있는 제품을 사용합니다. 이에는 세라마이드, 필수 지방산, 나이아신아마이드 등이 포함될 수 있습니다.
- **자극적인 성분 피하기**: 알코올, 향료, 인공 색소 등 아토피 피부를 자극할 수 있는 성분이 없는 제품을 선택합니다.
- **가려움증 완화**: 칼라민, 멘톨, 콜로이드 오트밀 등 가려움증을 완화할 수 있는 성분이 함유된 제품을 사용할 수 있습니다. 하지만 가려움이 심한 경우, 긁지 않도록 주의합니다.
- **피부장벽 크림 사용**: 피부를 외부 자극으로부터 보호하기 위해 피부장벽 크림을 사용할 수 있습니다.
- **습도 유지**: 건조한 환경은 아토피 증상을 악화시킬 수 있으므로, 가습기를 사용하여 실내 습도를 적절하게 유지합니다.
- **올바른 옷 선택**: 거친 직물 대신 부드러운 면과 같은 자연 섬유로 만든 옷을 착용하고, 세탁 시 피부에 자극을 주지 않는 세제를 사용합니다.
- **온도 관리**: 너무 뜨거운 환경 또는 추운 환경은 피부를 자극할 수 있습니다. 적절한 실내 온도를 유지하고, 추운 날씨에는 보호 의류를 착용합니다.
- **규칙적인 스킨케어 루틴 유지**: 일관된 스킨케어 루틴을 통해 피부의 건강을 유지하는 것이 중요합니다.

피부 톤을 밝고 일관되게 만드는 가장 좋은 방법은 무엇인가요?

 피부 톤을 밝고 일관되게 만드는 방법에는 다음과 같은 방법이 있습니다.

- **정기적인 클렌징과 각질 제거**: 매일 아침과 저녁에 얼굴을 깨끗이 씻는 것이 중요합니다. 또한, 일주일에 1~2회 각질 제거를 통해 죽은 피부 세포를 제거하고 피부 톤을 개선할 수 있습니다.

- **미백 및 항산화제 함유 제품 사용**: 트라넥사믹애씨드 및 다양한 항산화제를 사용하여 자유 라디칼로부터 피부를 보호하고 피부 노화를 예방하는 데 도움을 줍니다.

- **피부 보습 유지**: 균일한 피부 톤을 위해서는 피부의 적절한 수분 유지가 필요합니다. 보습제를 정기적으로 사용하여 피부를 촉촉하게 유지합니다.

- **자외선 차단제 사용**: 피부의 색소 침착과 불균일한 피부 톤의 주요 원인 중 하나는 자외선 노출입니다. 매일 SPF 30 이상의 자외선 차단제를 사용합니다.

- **피부 미백 제품 사용**: 피부 톤을 밝게 하는 데 도움이 되는 성분(예: 니아신아마이드, 감초 추출물)을 포함한 제품을 사용합니다.

- **건강한 식습관**: 비타민과 미네랄이 풍부한 식단을 유지하고, 항산화제가 많이 함유된 식품을 섭취합니다.

- **적절한 수분 섭취**: 하루에 충분한 양의 물을 마시는 것은 피부 건강에 중요합니다. 수분 섭취는 피부를 촉촉하게 유지하는 데 도움이 됩니다.

- **규칙적인 생활 습관과 충분한 수면**: 규칙적인 생활 습관과 충분한 수면은 피부 건강과 밝은 피부 톤에 중요합니다.

- 이러한 방법들을 통합적으로 적용하면 피부 톤을 밝게 하고 일관성을 유지하는 데 도움이 될 수 있습니다. 개인의 피부 상태와 피부 타입에 맞는 제품 선택과 스킨케어 루틴을 구성하는 것이 중요합니다.

06 인공지능을 활용한 화장품 및 피부관리

 자외선 차단제는 언제, 어떻게, 얼마나 사용해야 하나요?

 자외선 차단제를 올바르게 사용하는 방법은 다음과 같습니다.

1. 언제 사용해야 하나요?

매일 사용: 자외선은 해가 빛나는 날뿐만 아니라 흐린 날, 심지어 겨울철에도 피부에 영향을 미칩니다. 따라서 매일 자외선 차단제를 사용하는 것이 좋습니다.

외출 15~30분 전: 자외선 차단제는 피부에 바른 후 제대로 작동하기까지 시간이 필요합니다. 외출하기 전 15~30분 정도 미리 바르세요.

2. 어떻게 사용해야 하나요?

균일하게 적용: 모든 노출된 피부 부위에 자외선 차단제를 균일하게 바릅니다. 얼굴, 목, 귀, 손등 및 발등 등을 포함해야 합니다.

눈 주위 주의: 눈 주위에 바를 때는 주의가 필요합니다. 눈에 직접적으로 들어가지 않도록 조심합니다.

3. 얼마나 많이 사용해야 하나요?

충분한 양: 얼굴과 목에는 약 1/2티스푼, 전신 사용 시에는 샷 글라스 하나 분량(약 30ml)을 사용하는 것이 좋습니다.

적절한 두께로 바르기: 너무 얇게 바르면 제품의 효과가 떨어질 수 있습니다.

4. 자주 재발라야 하나요?

2~3시간마다 재발라야 합니다: 특히 땀을 많이 흘리거나 물놀이를 할 때는 더 자주 재발라야 합니다.

수영이나 운동 후에도 재발라야 합니다: 땀이나 물에 의해 자외선 차단제가 씻겨 나갈 수 있으므로, 활동 후에는 반드시 재발라야 합니다.

5. SPF와 PA 지수 선택

SPF 30 이상 추천: SPF 30은 UVB 광선의 약 97%를 차단합니다. 더 높은 SPF는 추가적인 보호를 제공하지만, SPF 50 이상에서는 효과가 크게 증가하지 않습니다.

6. PA 등급: PA 등급은 UVA 차단 효과를 나타냅니다. PA+++ 또는 PA++++ 등급의 제품을 선택하는 것이 좋습니다.

7. 유형 선택: 물리적 차단제(미네랄 기반)와 화학적 차단제 중에서 개인의 피부 타입과 활동 조건에 맞는 제품을 선택합니다.

자외선 차단제 사용은 피부암 예방과 조기 노화 방지에 매우 중요합니다. 따라서, 자외선 차단제를 규칙적으로 올바르게 사용하는 것이 필수적입니다.

06 인공지능을 활용한 화장품 및 피부관리

스킨케어 제품을 선택할 때 주의해야 할 성분이 있나요?

- **파라벤 (Parabens)**: 피부 자극을 일으킬 수 있으며, 일부 연구에서는 호르몬 균형에 영향을 미칠 수 있다고 보고되었습니다.

- **인공 향료 (Synthetic Fragrances)**: 피부 자극 및 알레르기 반응을 유발할 수 있습니다. 특히 민감성 피부의 경우 피하는 것이 좋습니다.

- **알코올 (Alcohols)**: 일부 종류의 알코올(예: 데나투레이티드 알코올)은 피부를 건조하게 하고 자극을 줄 수 있습니다. 그러나 지방산 알코올(예: 세틸, 스테아릴)은 피부에 유익할 수 있습니다.

- **황산염 (Sulfates)**: SLS (Sodium Lauryl Sulfate)와 SLES (Sodium Laureth Sulfate)는 강력한 세정력을 가지고 있지만, 피부 건조 및 자극을 유발할 수 있습니다.

- **포름알데히드 (Formaldehyde)**: 보존제로 사용되지만, 알레르기 반응, 피부 자극 또는 호흡기 문제를 일으킬 수 있습니다.

- **미네랄 오일 (Mineral Oil)**: 피부 모공을 막아 여드름을 유발할 수 있습니다.

- **합성 색소 (Synthetic Dyes)**: 피부 자극 및 알레르기 반응을 유발할 수 있습니다.

- **프탈레이트 (Phthalates)**: 호르몬 균형을 방해할 수 있으며 피부 자극을 일으킬 수 있습니다.

- **실리콘 (Silicones)**: 피부 호흡을 방해하고 모공을 막을 수 있으며, 장기적으로는 피부 문제를 악화시킬 수 있습니다.

- **프로필렌 글라이콜 (Propylene Glycol)**: 피부 자극을 일으킬 수 있습니다.

제품을 선택할 때는 항상 성분 목록을 확인하고, 자신의 피부 타입과 상태에 맞는 제품을 선택하는 것이 중요합니다. 특히 민감성 피부나 특정 피부 문제가 있는 경우, 더욱 주의를 기울여야 합니다.

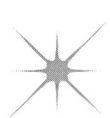
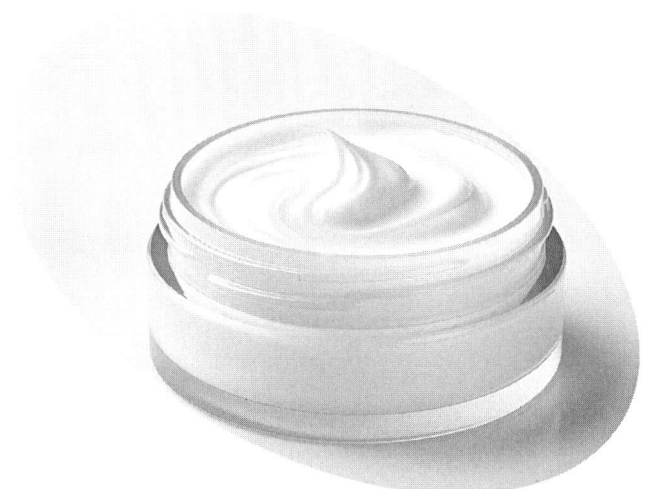

06 인공지능을 활용한 **화장품 및 피부관리**

 피부 트러블을 줄이는 방법은 무엇인가요?

 피부 트러블을 줄이기 위해서는 1)피부 진정, 2)약산성, 그리고 3)자외선 차단을 기억하고, 이 루틴을 활용하여 꾸준히 스킨케어 하는 것이 좋습니다.

- **피부 진정**
- **피부 진정의 중요성**: 피부가 자극받거나 염증이 생기면 트러블이 발생하기 쉽습니다. 피부 진정은 염증을 감소시키고 피부 트러블을 완화하는 데 중요합니다.
- **진정 성분 함유 제품 사용**: 콜로이달오트밀, 덱스판테놀, 알란토인, 나이아신아마이드, 베타인, MSM, 알로에베라 등 진정 효과가 있는 성분이 함유된 스킨케어 제품을 사용하세요. 이러한 성분들은 피부를 진정시키고 염증을 줄여 피부 트러블 개선에 도움을 줄 수 있습니다.
- **온화한 스킨케어 루틴**: 과도한 클렌징이나 강한 화학 성분, 알코올이 함유된 제품 사용을 피하고, 피부에 부드러운 스킨케어 제품을 선택하세요.

- **약산성 스킨케어**
- **약산성 스킨케어의 중요성**: 건강한 피부의 자연 pH는 약산성입니다. 이 pH 수준을 유지하는 것이 피부 장벽을 강화하고 피부 트러블을 예방하는 데 중요합니다.
- **pH 균형이 맞는 제품 선택**: 약산성 또는 pH 균형이 맞춰진 클렌징 제품과 스킨케어 제품을 사용하세요. 이는 피부의 자연적인 산도를 유지하는 데 도움을 줄 수 있습니다.
- **피부 장벽 보호**: 약산성 스킨케어 제품은 피부의 보호 장벽을 유지하고 외부 자극으로부터 피부를 보호하는 데 기여합니다.

· **자외선 차단**

- **자외선 차단의 중요성**: 자외선은 피부에 염증을 유발하고 피부 노화를 촉진시켜 트러블을 악화시킬 수 있습니다.

- **매일 자외선 차단제 사용**: 실외에 나갈 때는 항상 SPF 30 이상의 자외선 차단제를 사용하세요. 자외선 차단제는 피부를 자외선으로부터 보호하고 트러블을 예방하는 데 중요한 역할을 합니다.

- **자외선 차단제 재도포**: 장시간 실외에 머무를 경우, 몇 시간마다 자외선 차단제를 재도포하는 것이 좋습니다.

이 세 가지 중점 사항을 스킨케어 루틴에 적용하면 피부 트러블을 줄이고 피부 건강을 개선하는 데 도움이 될 수 있습니다.

06 인공지능을 활용한 화장품 및 피부관리

 화장품 사용 후 트러블 발생 시 대처 방법은 어떻게 되나요?

 화장품 사용 후 피부에 트러블이 발생했다면 적절하고 신속한 대처가 중요합니다. 다음은 화장품으로 인한 트러블 발생 시 따라야 할 대처 방법입니다:

- **제품 사용 중단**: 피부 트러블의 원인이 되는 화장품 사용을 잠시 중단하시는 것이 좋습니다. 피부가 자극을 받았을 때 추가적인 자극은 상태를 악화시킬 수 있습니다.

- **피부 보습 및 진정**: 피부 진정을 위해 순한 성분의 제품을 사용하세요. 콜로이달오트밀, 덱스판테놀, 나이아신아마이드, 베타인, 히알루론산 등 보습 및 진정 성분이 함유된 제품이 도움이 될 수 있습니다.

- **간단한 스킨케어 루틴 유지**: 피부를 진정시키기 위해 스킨케어 루틴을 최소한으로 유지하세요. 너무 많은 제품이나 복잡한 루틴은 피부를 더욱 자극할 수 있습니다.

- **자극적인 성분 피하기**: 알코올, 향료, 산성 성분이 함유된 제품은 피하는 것이 좋습니다. 이러한 성분들은 피부를 더 자극할 수 있습니다.

- **패치 테스트 실시**: 새로운 화장품을 사용하기 전에 항상 패치 테스트를 하여 피부 반응을 확인하세요.

- **의사 상담**: 트러블이 심하거나 지속되는 경우에는 피부과 전문의에게 상담을 받는 것이 좋습니다. 전문가는 피부 상태를 평가하고 적절한 치료 방법을 제공할 수 있습니다.

- **제품 성분 분석**: 트러블을 유발한 것으로 의심되는 화장품의 성분을 분석하여 앞으로 비슷한 문제를 피할 수 있도록 하세요.

트러블 자국을 줄이는 스킨케어 방법은 무엇인가요?

 트러블 자국을 줄이는 스킨케어 방법은 피부 재생을 촉진하고 색소 침착을 감소시키는 데 초점을 맞춰야 합니다. 다음은 트러블 자국을 줄이는 데 도움이 되는 스킨케어 팁입니다:

- **미백 성분 포함 제품 사용** : 트라넥사믹애씨드, 나이아신아마이드, 비타민C 및 유도체 등은 피부톤을 개선하고 색소 침착을 감소시키는 데 효과적인 성분입니다. 위 성분들이 함께 포함되면 미백 효과가 증진될 가능성이 높아집니다.

- **각질 제거**: 부드러운 AHA(글라이콜릭애씨드, 락틱애씨드, 만델릭애씨드 등) 또는 PHA(락토바이오닉애씨드, 글루코노락톤 등) 또는 효소 등이 함유한 각질 제거제를 사용하여 죽은 피부 세포를 제거하고 피부 재생을 촉진하세요.

- **선크림 꾸준히 사용**: 자외선은 색소 침착을 악화시킬 수 있으므로, 매일 자외선 차단제를 사용하여 피부를 보호하세요.

- **보습 유지**: 충분한 보습은 피부 재생과 회복을 촉진합니다. 보습제를 꾸준히 사용하여 피부를 촉촉하게 유지하세요.

- **진정(항염) 성분 사용**: 콜로이달오트밀, 덱스판테놀, 알로에베라 등 진정(항염) 성분이 함유된 제품을 사용하여 피부를 진정시키고 염증을 감소시키세요.

- **피부 재생 촉진 제품 사용**: 레티노이드, 펩타이드 등 피부 재생을 촉진하는 성분이 함유된 제품을 사용할 수 있습니다.

- **적절한 수분 섭취와 건강한 식습관**: 건강한 식습관과 충분한 수분 섭취도 피부 회복에 중요합니다.

트러블 자국을 줄이는 스킨케어는 인내와 시간이 필요합니다. 개선이 점차적으로 이루어질 수 있으므로, 제품을 꾸준히 사용하면서 피부 변화를 관찰하시는 것이 좋습니다.

06 인공지능을 활용한 **화장품 및 피부관리**

 아침, 저녁 스킨케어를 왜 다르게 하는 것이 좋은가요?

 아침과 저녁 스킨케어 루틴을 다르게 하는 이유는 아침과 저녁에 피부가 겪는 상황은 다르며, 어떤 화장품 성분은 아침에 사용하면 피부에 오히려 악영향이 있기 때문입니다.

- 아침과 낮 스킨케어는 피부를 낮 동안의 환경적 스트레스 요인(자외선, 오염, 환경적 오염물질 등)으로부터 보호하는 데 중점을 둡니다. 따라서 자외선 차단제를 바르기 이전에 멜라닌 색소 생성 및 이동을 방지하는 미백 성분들이 포함되어 있는 세럼이나 보습제를 바르는 것이 좋습니다.

- 밤의 스킨케어는 피부의 재생에 초점을 맞춥니다. 이는 밤에 피부 턴오버(죽은 세포의 탈락과 세포의 재생 등)가 활발해지기 때문입니다. 그래서 밤에는 레티노이드가 포함된 제품을 바르면 주름 및 탄력 개선에 더욱 도움이 되는데, 레티노이드는 오전에 바르면 기미, 색소가 더 발생할 확률이 높아지기 때문에 밤에 바르는 것이 좋습니다.

항산화 성분이 함유된 화장품은 무엇이 좋은가요?

 항산화 성분이 함유된 화장품의 주요 효능은 다음과 같습니다:

- **자유 라디칼 방어**: 항산화제는 피부 세포를 손상시킬 수 있는 자유 라디칼로부터 보호하는 역할을 합니다. 자유 라디칼은 환경 오염, 자외선 노출, 스트레스 등 다양한 외부 요인으로 인해 생성되며, 피부 노화와 다양한 피부 문제의 원인이 될 수 있습니다.

- **피부 노화 지연**: 항산화 성분은 피부의 조기 노화를 예방하는 데 도움을 줍니다. 이들은 피부 탄력성을 감소시키고 주름 및 잔주름 형성을 촉진하는 산화 스트레스를 줄여줍니다.

- **피부 장벽 강화**: 일부 항산화제는 피부 장벽을 강화하고 피부를 건강하게 유지하는 데 도움을 줄 수 있습니다. 이는 피부의 수분 보유 능력을 향상시키고 건조함을 줄여줍니다.

- **피부 진정 및 염증 감소**: 항산화 성분은 피부의 염증을 감소시키고 피부를 진정시키는 데 도움이 될 수 있습니다. 이는 여드름, 붉음증 및 자극과 같은 피부 문제를 완화하는 데 유용합니다.

- **피부톤 개선**: 일부 항산화제는 피부톤을 균일하게 하고 색소 침착을 감소시키는 데 도움을 줄 수 있습니다. 이는 피부를 밝고 건강하게 보이게 하는 데 기여합니다.

- 대표적인 항산화 성분으로는 비타민 C, 글루타치온, 비타민 E(토코페롤), 페룰릭 애씨드, 레스베라트롤, EGCG, 유비퀴논 등이 대표적입니다.

06 인공지능을 활용한 화장품 및 피부관리

 피부를 탄력 있게 만드는 방법은 무엇인가요?

 피부의 탄력을 증진시키고 유지하기 위한 방법은 다음과 같습니다. 다만 피부 탄력은 하루 아침에 좋아지는 것이 어렵기 때문에 아래의 방법을 꾸준하게 실천하는 것이 중요합니다.

- **콜라겐과 엘라스틴 생성 촉진**: 피부 탄력과 직결되는 콜라겐과 엘라스틴의 생성을 촉진하는 레티노이드, 비타민 C, 펩타이드 등이 함유된 스킨케어 제품을 사용하세요.

- **수분 공급**: 수분은 피부 탄력 유지에 중요합니다. 히알루론산이나 글리세린과 같은 수분을 끌어당기는 성분이 포함된 제품을 사용하여 피부의 수분을 유지하세요.

- **안티에이징 성분 사용**: 안티에이징 성분이 포함된 제품을 사용하여 피부 노화를 예방하고 탄력을 개선하세요. 성분 예로는 레티노이드, 비타민 C, 펩타이드, 기타 항산화 성분 등이 있습니다.

- **적절한 선케어**: 자외선 노출은 피부 노화의 주요 원인 중 하나입니다. 매일 자외선 차단제를 사용하여 피부를 보호하세요.

- **건강한 식습관**: 피부 건강에 좋은 식습관을 유지하세요. 비타민과 미네랄이 풍부한 과일, 채소, 견과류를 충분히 섭취하고, 오메가-3 지방산이 풍부한 식품도 좋습니다.

- **충분한 수면**: 충분한 수면은 피부 재생에 중요합니다. 규칙적인 수면 습관을 유지하면 피부 건강에 도움이 됩니다.

- **적절한 운동**: 규칙적인 운동은 혈액 순환을 촉진하고, 피부 탄력을 유지하는 데 도움이 됩니다.

- **피부 마사지**: 피부 마사지는 혈액 순환을 개선하고 피부 탄력을 증진시키는 데 도움이 됩니다. 페이셜 마사지나 롤러를 사용할 수 있습니다.
- **스트레스 관리**: 스트레스는 피부 건강에 부정적인 영향을 미칠 수 있으므로, 스트레스 관리를 통해 피부 건강을 유지하세요.
- **금연**: 흡연은 피부 노화를 촉진하고 탄력을 감소시킵니다. 금연은 피부 건강에 매우 중요합니다.

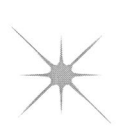
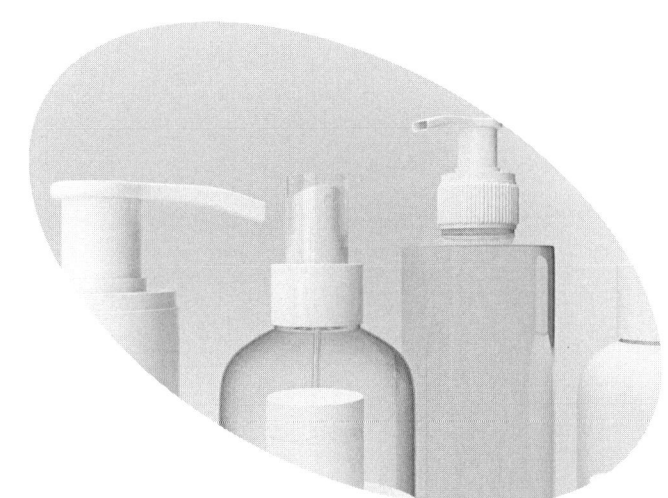

06 인공지능을 활용한 화장품 및 피부관리

 눈가 주름을 관리하는 방법은 무엇인가요?

 눈가 주름은 나이가 들면서 자연스럽게 발생하지만, 적절한 스킨케어와 생활 습관을 통해 관리할 수 있습니다. 다만 눈가 피부는 매우 민감하므로 제품을 사용할 때는 항상 조심스럽게 다루는 것이 중요합니다.

- **순한 레티노이드 또는 항산화 성분 포함된 제품 사용**: 순한 레티노이드(하이드록시피나콜론레티노에이트) 또는 항산화제, 비타민 C와 E 같은 성분이 함유된 스킨케어 제품을 바릅니다.

- **피부 마사지**: 눈가에 부드러운 마사지를 해주어 혈액 순환을 촉진하고 피부 탄력을 개선하세요. 그러나 눈가는 매우 민감하므로 너무 세게 문지르지 않도록 주의하세요.

- **표정 관리**: 자주 찡그리거나 눈을 찌푸리는 습관은 눈가 주름을 증가시킬 수 있습니다. 표정을 자주 바꾸는 습관을 줄이는 것이 좋습니다.

- **자외선 차단**: 눈가 주름의 주요 원인 중 하나는 자외선 노출입니다. 외출 시 자외선 차단제를 사용하고, 선글라스를 착용하여 눈가를 보호하세요.

- **영양 섭취**: 건강한 식습관을 유지하고, 비타민과 미네랄이 풍부한 식품을 섭취하세요. 특히 항산화제가 풍부한 과일과 채소를 충분히 섭취하는 것이 좋습니다.

- **적절한 수면**: 충분한 수면은 피부 재생에 중요합니다. 불충분한 수면은 피부 노화를 가속화할 수 있습니다.

- **금연**: 흡연은 피부 노화를 촉진하고, 특히 눈가 주름을 악화시킵니다.

- **피부 치료**: 필요한 경우 피부과 전문의의 도움을 받아 레이저 치료, 필러 등 치료를 받으시면 더 효과적으로 관리할 수 있습니다.

모공을 축소하는데 효과적인 방법은 무엇인가요?

 모공의 크기는 유전적 요인과 피부 타입에 따라 달라질 수 있으므로, 완전한 모공 축소는 어려울 수 있습니다. 그러나 아래의 방법들로 모공의 크기를 최소화하고 피부의 외관을 개선하는 데 도움이 될 수 있습니다.

- **정기적인 각질 제거**: 모공이 넓어지는 주요 원인 중 하나는 피부에 쌓인 노폐물과 각질, 과다한 피지 때문입니다. 매일 클렌징을 하고, 자극 되지 않는 범위 내에서 각질을 제거하면 모공을 깨끗하게 유지하는 데 도움이 됩니다. 다만 AHA, BHA 성분이 함유되어 있는 제품으로 너무 자주 또는 강하게 각질 제거를 하면 오히려 피부에 자극을 줄 수 있으니 주의하셔야 합니다.

- **피지 조절**: 지성 피부의 경우, 과다한 피지 생산이 모공을 넓게 만들 수 있습니다. 피지 조절에 도움이 나이아신아마이드, 징크PCA, 카르니틴 등이 함유되는 제품을 사용하면 피지 조절에 도움을 줄 수 있습니다.

- **비타민A(레티노이드) 제품 사용**: 레티노이드는 피부 재생을 촉진하고 콜라겐 생성을 증가시켜 피부를 탄력 있게 하며 모공의 크기를 줄일 수 있습니다. 하지만 레티노이드는 자극적일 수 있으므로 점차적으로 사용량을 늘려가며 피부의 반응을 관찰하세요.

- **수분 공급**: 충분한 수분 공급은 피부를 건강하게 유지하며 모공을 더 작게 보이게 합니다. 수분 크림이나 수분 세럼을 꾸준히 사용하여 피부의 수분 밸런스를 맞추세요.

- **이른 취침**: 밤 늦은 시간에는 피지 분비가 더 많아집니다. 이른 수면을 취하는 것이 전반적인 피부 건강에 도움이 됩니다.

- **선케어**: 태양 광선은 피부 노화를 촉진하고 모공을 확장시킬 수 있습니다. 자외선 차단제를 꾸준히 사용하여 피부를 보호하세요.

06 인공지능을 활용한 **화장품 및 피부관리**

 물광 피부를 만들기 위해서는 어떻게 하는 것이 좋은가요?

 물광 피부, 즉 건강하고 광채 나는 피부를 얻기 위해서는 꾸준한 스킨케어 루틴과 건강한 생활 습관이 필요합니다. 물광 피부를 만드는 데 도움이 되는 몇 가지 팁은 다음과 같습니다:

- **적절한 수분 공급**: 피부에 충분한 수분을 공급하는 것이 핵심입니다. 수분 세럼이나 크림, 히알루론산, 글리세릴클루코사이드, 글리세린 등 수분을 끌어당기는 성분이 함유된 제품을 사용하세요.

- **깊은 보습 제품 사용**: 보습력이 높은 세럼이나 오일을 사용하여 피부에 깊은 보습을 제공하고, 수분이 증발하는 것을 방지하세요.

- **주기적인 각질 제거**: 죽은 피부 세포를 제거하고 피부의 광채를 높이기 위해 주기적으로 각질 제거를 하세요. 하지만 너무 자주 하거나 강하게 하면 피부에 자극을 줄 수 있으니 주의가 필요합니다.

- **항산화제 함유 제품 사용**: 비타민 C, E, 녹차 추출물과 같은 항산화 성분이 포함된 스킨케어 제품을 사용하여 자유 라디칼로부터 피부를 보호하세요.

- **자외선 차단제 꾸준히 사용**: 자외선 차단제를 매일 사용하여 피부 노화와 손상을 방지하세요.

- **충분한 수분 섭취**: 하루에 충분한 양의 물을 마셔 피부에 수분을 공급하세요.

- **건강한 식습관 유지**: 비타민과 미네랄이 풍부한 과일, 채소를 충분히 섭취하고, 건강한 지방(예: 오메가-3)을 포함하는 식단을 유지하세요.

- **충분한 수면과 스트레스 관리**: 충분한 수면은 피부 재생에 필수적이며, 스트레스 관리도 피부 건강에 중요합니다.

- **물광 메이크업**: 물광 피부를 위한 기초 화장품이나 메이크업 기법도 사용할 수 있습니다. 이는 함습제나 오일 함량이 높은 미스트 같은 기초 화장품 또는 빛 반사 파우더, 투명한 베이스, 하이라이터 등을 사용하여 자연스러운 광채를 연출합니다.

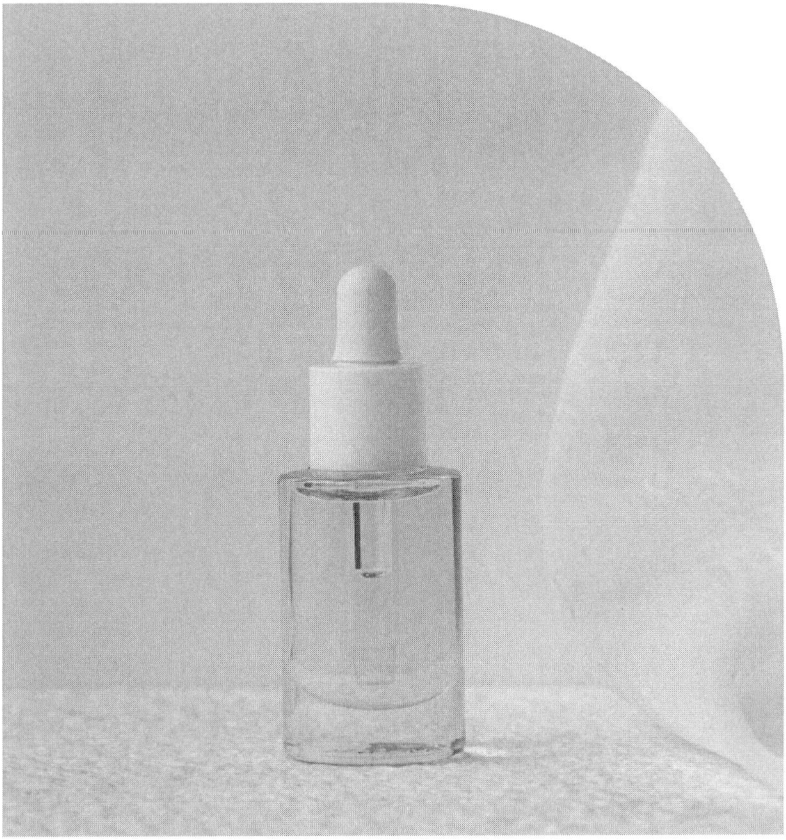

06 인공지능을 활용한 화장품 및 피부관리

 민감성 피부 화장품 선택 시 주의사항은 무엇인가요?

 민감성 피부를 위한 화장품을 선택할 때 주의해야 할 점은 다음과 같습니다:

- **향료와 색소 없는 제품**: 인공 향료와 색소는 피부 자극을 유발할 수 있으므로, 가능한 한 이러한 성분이 없는 제품을 선택합니다.
- **과도하지 않은 성분 수**: 성분 리스트가 불필요하게 많은 성분이 포함된 제품은 피부에 부담을 줄 수 있습니다. 최소 10개에서 최대 40개 정도의 성분이 포함되어 있는 것을 추천합니다.
- **성분 확인**: 피부 자극을 최소화하기 위해 화장품의 성분을 꼼꼼히 확인해야 합니다. 피부에 자극을 줄 수 있는 AHA, BHA, 알코올, 인공 향료, 파라벤 등과 같은 성분을 피하세요.
- **저자극성 제품 선택**: 피부 자극 테스트에서 저자극성으로 나온 제품을 선택하는 것이 좋습니다. 이러한 제품들은 일반적으로 피부 자극을 줄이는 데 도움이 됩니다.
- **패치 테스트 실시**: 새로운 제품을 사용하기 전에 소량을 피부에 바르고 24~48시간 동안 반응을 관찰하여 자극이 있는지 확인하세요.
- **진정 성분**: 피부 진정과 수분 공급에 도움이 되는 성분을 함유한 제품을 선택하세요. 콜로이달오트밀, 덱스판테놀, 히알루론산, 세라마이드 등이 효과적입니다.
- **비누 없는 클렌저**: 비누 성분은 피부의 자연적인 수분 밸런스를 방해할 수 있으므로, 비누 성분이 없는 순한 클렌저를 사용하는 것이 좋습니다.
- **알코올 피하기**: 알코올이 함유된 제품은 피부를 건조하게 만들고 자극을 줄 수 있으므로 피하는 것이 좋습니다.
- **단계별로 접근**: 한 번에 여러 제품을 사용하기보다는 한 단계씩 천천히 피부에 적응시키는 것이 좋습니다.

민감성 피부 자외선 차단제 선택 시 주의사항은 무엇인가요?

 민감성 피부를 위한 자외선 차단제를 선택할 때는 다음과 같은 사항을 고려해야 합니다:

- **물리적 차단제 선택**: 물리적 차단제는 피부 표면에 남아 자외선을 반사시키기 때문에 피부 표면 내에 흡수가 되는 화학적 차단제에 비해 피부 자극이 덜하므로 민감성 피부에 적합합니다. 주된 성분은 징크옥사이드나 티타늄디옥사이드 등입니다. 다만, 심하게 나노화된(크기가 잘게 조개진) 징크옥사이드의 경우 이온화되어 피부에 흡수되어 피부 자극이나 알레르기 반응을 유발할 수 있습니다.

- **화학적 차단제 피하기**: 화학적 차단제는 민감한 피부에 자극을 줄 수 있는 성분을 포함할 수 있으므로 가능한 피하는 것이 좋습니다.

- **향료 없는 제품**: 인공 향료가 포함된 자외선 차단제는 피부 자극을 유발할 수 있습니다. 향료가 없는 제품을 선택하세요.

- **SPF 및 PA 등급**: SPF 30 이상과 PA+++ 이상의 자외선 차단제를 선택하여 효과적인 보호를 제공하세요. SPF는 UVB로부터의 보호를, PA는 UVA로부터의 보호를 나타냅니다.

- **비코메도제닉 제품**: 모공을 막지 않는 '비코메도제닉' 제품을 선택하는 것이 좋습니다, 특히 여드름이 있는 경우에는 더욱 중요합니다.

- **패치 테스트 실시**: 새로운 자외선 차단제를 사용하기 전에 작은 부위에 먼저 테스트하여 피부 반응을 확인하세요.

- **보습 성분 함유**: 피부를 진정시키고 보습하는 성분이 포함된 자외선 차단제를 선택하세요. 예를 들어, 나이아신아마이드나 덱스판테놀이 함유된 제품이 좋습니다.

06 인공지능을 활용한 화장품 및 피부관리

 민감성 피부는 어떤 클렌저를 사용해야 되나요?

- **저자극성 및 순한 성분**: 민감성 피부의 경우 라우릴글루코사이드, 데실글루코사이드 등의 비이온 계면활성제나 다이소듐코코암포다이아세테이트 등의 양쪽성 계면활성제를 포함한 제품을 우선적으로 고려하는 것이 좋습니다.

- **약산성 클렌저**: 건강한 피부의 PH와 유사한 또는 조금 더 산성인 약산성 클렌저를 선택하는 것이 좋습니다. 이는 피부의 자연적인 장벽을 보호하고 유지하는 데 도움이 됩니다.

- **비누보다는 젤이나 폼 형태의 클렌저**: 일반적으로 비누는 피부를 건조하게 하고 자극을 줄 수 있습니다.

- **보습 성분 함유**: 글리세릴글루코사이드, 히알루론산 등과 같은 보습 성분이 함유된 클렌저를 사용하면 클렌징 후에도 피부가 촉촉하게 유지됩니다.

- **크림이나 로션 타입 선택**: 크림이나 로션 타입의 클렌저는 거품이 많이 나지 않으며, 피부에 부드럽게 작용하여 자극을 줄여줍니다.

- **알레르기 테스트 완료**: 제품이 알레르기 테스트를 거쳤다는 표시가 있는지 확인하세요. 이는 제품이 대부분의 사람들에게 알레르기 반응을 일으키지 않는다는 것을 의미합니다.

- **향료 및 색소 무첨가**: 인공 향료나 색소가 포함된 클렌저는 피부 자극을 유발할 수 있으므로, 가능하면 이러한 성분이 없는 제품을 선택하세요.

임산부가 피해야 하는 대표적인 화장품 성분들은 무엇이 있나요?

 임신 중에는 특정 화장품 성분을 피해야 합니다. 이는 태아의 건강에 영향을 줄 수 있기 때문입니다. 임산부가 피해야 할 주요 화장품 성분은 다음과 같습니다:

- **레티노이드**: 비타민 A의 한 형태로, 레티놀, 레티노산, 트레티노인 등이 이에 속합니다. 이들 성분은 선천적 결함의 위험을 증가시킬 수 있으므로 임산부에게는 권장되지 않습니다.

- **살리실릭애씨드**: 고농도의 살리실산(예: 피부학적 치료에 사용되는 농도)은 임신 중 피해야 합니다. 그러나 낮은 농도의 살리실산은 일반적으로 안전하다고 여겨지지만, 주의하는 것이 좋습니다.

- **하이드로퀴논 (Hydroquinone)**: 처방용 피부 미백 성분으로 사용되는 하이드로퀴논은 피부를 통해 상당량 흡수될 수 있으며, 임신 중 사용은 권장되지 않습니다.

- **포름알데히드 (Formaldehyde)**: 이 성분은 일부 네일 제품에 사용될 수 있으며, 암 발생 가능성과 연관이 있어 임신 중에는 피하는 것이 좋습니다.

- **파라벤 (Parabens)**: 일부 연구에서는 파라벤이 호르몬 교란을 일으킬 수 있다고 제안되고 있으나, 이에 대한 명확한 결론은 아직 없습니다. 그러나 예방 차원에서 임산부는 파라벤이 함유된 제품 사용을 피할 수 있습니다.

06 인공지능을 활용한 **화장품 및 피부관리**

 각질제거제는 어떠한 것들이 있으며, 얼마나 자주 해야 하나요?

 각질 제거는 피부 타입과 상태에 따라 그 빈도와 선택해야 할 제품이 달라질 수 있습니다. 일반적인 권장 사항은 다음과 같습니다:

- **각질 제거 제품**
- **물리적 각질 제거제**: 스크럽이나 각질 제거용 패드가 이에 해당합니다. 미세한 입자가 들어 있는 제품으로 피부 표면의 죽은 세포를 물리적으로 제거합니다. 사용 시 부드럽게 원을 그리며 마사지하되, 너무 세게 문지르지 않도록 주의해야 합니다.
- **화학적 각질 제거제**: AHA, BHA, PHA, LHA와 같은 화학적 각질 제거 성분이 포함된 제품입니다. 이들은 피부 표면 뿐만 아니라 모공 속 각질까지 제거하는 데 도움을 줍니다. 특히 BHA는 지성 피부나 여드름이 있는 피부에 적합합니다.
- **효소 각질 제거제**: 피부에 부드러우면서도 효과적인 각질 제거를 원한다면 효소 각질 제거제를 사용해볼 수 있습니다. 이들은 민감성 피부에도 적합합니다.

- **각질 제거 빈도**
- **일반적인 권장 사항**: 대부분의 피부 타입에 대해 주 1-2회의 각질 제거가 권장됩니다. 다만 PHA는 조금 더 자주 사용해도 피부층을 더 튼튼하게 만드는데 도움을 줄 수도 있습니다.
- **민감성 피부**: 민감성 피부나 건성 피부의 경우, 각질 제거 빈도를 줄이거나 매우 순한 각질 제거제를 사용해야 합니다.
- **지성 및 복합성 피부**: 지성 피부나 복합성 피부는 보다 자주 각질 제거를 할 수 있지만, 주 2-3회를 초과하지 않는 것이 좋습니다. 다만 PHA 성분은 더

자주 사용해도 약산성 피부를 유지하는데 도움을 줄 수 있습니다.

- **주의사항**

- 각질 제거 후에는 반드시 보습제를 사용하여 피부에 충분한 수분을 공급해야 합니다.

- 각질 제거 후에는 피부가 자외선에 더 민감해질 수 있으므로, 자외선 차단제를 꼭 사용하세요.

- 너무 자주 각질을 제거하면 피부에 자극을 줄 수 있으므로 주의해야 합니다.

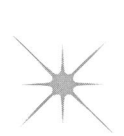
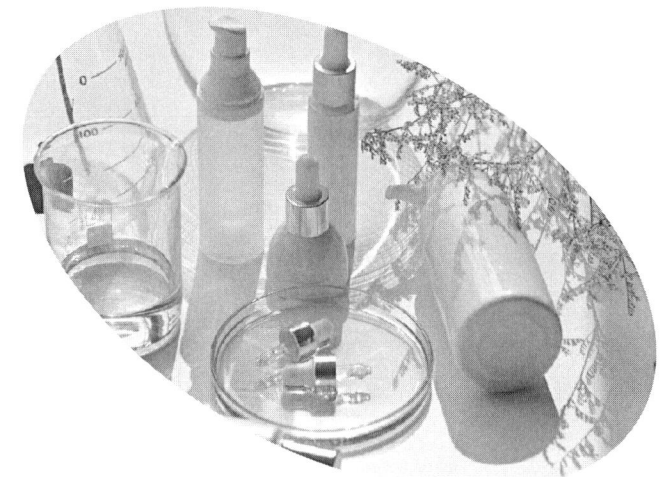

06 인공지능을 활용한 화장품 및 피부관리

 페이셜 오일을 사용하는 방법과 효과는 무엇인가요?

 페이셜 오일을 사용하는 방법과 그 효과는 다음과 같습니다:

- **사용 방법**
- **적절한 양 사용**: 소량의 오일(보통 1~3방울)을 사용하는 것이 좋습니다. 과도한 사용은 피부를 번들거리게 할 수 있습니다.
- **철저한 클렌징 후 사용**: 오일을 바르기 전에 피부를 깨끗이 클렌징하고 토너로 피부를 준비하세요. 이는 오일이 피부에 더 잘 흡수되도록 도와줍니다.
- **손바닥으로 비벼서 사용하기**: 오일 몇 방울을 손바닥에 떨어뜨린 후, 두 손을 비벼서 오일을 약간 가열하세요. 이는 오일의 흡수를 돕습니다.
- **부드럽게 마사지**: 오일을 얼굴 전체에 부드럽게 마사지하듯이 펴 바르세요. 특히 건조한 부위에 충분히 도포하는 것이 중요합니다.
- **기존 스킨케어 루틴과 결합**: 페이셜 오일은 크림과 섞어서 사용하거나, 스킨케어의 마지막 단계에서 사용하는 것이 일반적입니다. 수분 크림이나 나이트 크림 전/후에 사용할 수 있습니다.
- **특별한 관리가 필요한 부위에 사용**: 눈가나 입술 주변과 같은 특별한 관리가 필요한 부위에 추가적으로 오일을 사용할 수 있습니다.

- **효과**
- **강력한 보습**: 페이셜 오일은 피부에 강한 보습을 제공하여 건조함을 방지합니다.
- **피부 장벽 강화**: 일부 오일은 피부의 자연 장벽을 강화하고 건강을 유지하는 데 도움을 줄 수 있습니다.

- **광택 효과**: 오일 사용 후 피부가 더 윤기 있고 생기 있어 보일 수 있습니다.
- **피부 진정**: 특정 오일들은 피부를 진정시키고 염증을 줄이는 효과가 있습니다.
- **주름 및 노화 방지**: 일부 오일에는 항산화 성분이 함유되어 있어 피부 노화를 방지하고 주름을 줄이는 데 도움이 될 수 있습니다.

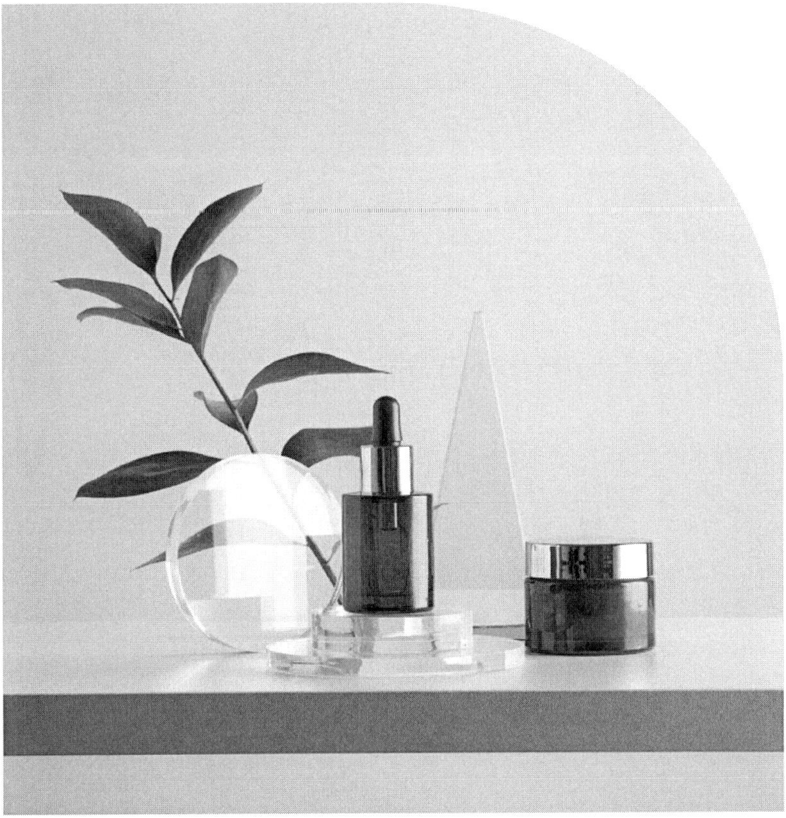

06 인공지능을 활용한 화장품 및 피부관리

 화장품의 패치 테스트는 어떻게 하는 것이 좋은가요?

 화장품의 패치 테스트(patch test)는 새로운 화장품을 사용하기 전에 피부 반응을 확인하는 데 사용되는 간단한 방법입니다. 이 테스트는 특히 민감성 피부나 알레르기 반응이 우려되는 경우 중요합니다. 패치 테스트를 하는 방법은 다음과 같습니다:

- **적절한 부위 선택**: 테스트할 부위는 깨끗하고 건조해야 합니다. 내부 팔꿈치나 손목의 내부, 귀 뒤쪽 같이 민감한 부위가 적합합니다.

- **소량의 제품 사용**: 테스트할 화장품을 소량만 취해 테스트 부위에 바릅니다.

- **반응 관찰**: 제품을 바른 후 24시간 동안 피부 반응을 관찰합니다. 이 기간 동안 해당 부위를 물에 젖지 않는 것이 좋습니다.

- **반응 유형 확인**: 발적, 가려움, 붓기, 물집 형성 등의 반응이 있을 경우 제품 사용을 피해야 합니다. 이러한 증상이 나타나면 즉시 제품을 씻어내고 필요한 경우 의사와 상담하세요.

- **반응이 없을 경우 사용 고려**: 24시간 동안 아무런 반응이 없다면, 일반적으로 제품이 안전하다고 간주할 수 있습니다. 하지만, 몇몇 경우에는 반응이 나타나는 데 시간이 더 걸릴 수 있으므로, 처음 몇 번 사용할 때는 여전히 주의를 기울여야 합니다.

- **주의 사항**: 패치 테스트는 모든 유형의 피부 반응을 예측할 수는 없으며, 장기적인 사용에 따른 반응을 반영하지 않을 수 있습니다. 특히, 눈가와 같이 더 민감한 부위에는 더욱 주의하여 사용하세요.

연령대별 추천 스킨케어 방법은 무엇인가요?

 연령대별로 적합한 스킨케어 방법은 각 연령대의 피부 특성과 필요에 따라 달라집니다. 다음은 연령대별 추천 스킨케어 방법입니다:

- **10대** : 청소년기는 피지 분비가 활발해지기 시작하는 시기입니다

- **기본적인 클렌징과 보습**: 클렌저를 사용하여 깨끗이 세안하고, 가벼운 보습제로 피부를 촉촉하게 유지하세요.

- **여드름 관리**: 여드름이 발생하기 쉬운 연령대이므로, AHA, BHA와 같은 여드름 방지 성분이 포함된 제품을 사용할 수 있습니다.

- **자외선 차단제 사용**: 피부 장벽 보호 및 트러블 발생을 줄이기 위해 자외선 차단제를 매일 사용하세요.

- **20대** : 피부가 건강하고 탄력적이지만, 환경적 요인과 생활 습관에 따라 피부 문제가 발생할 수 있습니다.

- **보습**: 피부타입에 따른 보습이 필요합니다.

- **항산화 관리**: 항산화 성분이 함유된 제품을 사용하여 피부 노화를 예방합니다.

- **각질제거**: 정기적인 각질 제거와 딥 클렌징으로 피부를 맑고 건강하게 유지하세요.

- **30대** : 콜라겐 생성이 감소하기 시작합니다.

- **주름 및 탄력 관리**: 레티노이드, 펩타이드 등과 같은 성분이 함유된 제품을 사용하여 피부 탄력을 개선합니다.

- **집중적인 보습과 영양 공급**: 보다 농축된 크림이나 세럼을 사용하여 피부에 영양을 공급하고 건조함을 예방하세요.

06 인공지능을 활용한 화장품 및 피부관리

- **눈가 및 입술 주변 관리**: 눈가 및 입술 주변의 피부는 특별히 섬세한 관리가 필요합니다.

  • **40대** : 노화 단계로서 주름이나 탄력 감소 등의 조직적인 변화가 나타날 수 있습니다. 또한 호르몬 변화로 인해 피부 문제가 발생할 수 있습니다.

  - **항노화 성분 사용**: 레티노이드, 펩타이드, 항산화제 등 항노화 성분이 함유된 제품을 사용하여 주름 개선과 피부 탄력 유지에 주력하세요.

  - **보습과 수분 장벽 강화**: 적절한 보습 크림과 세럼을 사용하여 피부 수분을 유지하고 피부 장벽을 강화하세요.

  - **자외선 차단**: 자외선 차단제를 매일 사용하여 자외선으로 인한 피부 노화를 예방하세요.

  • **50대** : 피부 노화와 탄력 감소가 더욱 두드러질 수 있습니다. 또한 피부 건강을 유지하기 위한 노력이 더 필요할 수 있습니다.

  - **고농축 항노화 성분 사용**: 레티노이드 등 고농축 항노화 성분이 함유된 제품을 사용하여 주름 개선과 피부 탄력을 높이세요.

  - **진정(항염) 성분 사용**: 피부 염증을 줄이기 위해 콜로이달오트밀, 덱스판테놀, 나이아신아마이드, 알로에 베라, 센텔라 아시아티카와 같은 항염증 성분이 함유된 제품을 사용하세요.

  - **피부과 치료**: 피부 탄력을 증진하기 위해 레이저 피부 관리나 주사 요법과 같은 진피 스킨케어를 고려하세요.

  • **60대 이상** : 피부 노화가 가장 두드러지며, 주름과 탄력 감소가 심화될

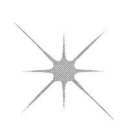 수 있습니다. 피부 건강을 유지하기 위한 스킨케어가 필수입니다.

- **고농축 항노화 성분 사용**: 레티노이드 등 매우 고농축된 항노화 성분이 함유된 제품을 사용하여 주름 개선과 피부 탄력 회복에 집중하세요.

- **수분 보충**: 수분 보충을 위해 더욱 풍부한 크림이나 수분 에센스를 사용하세요.

- **식습관과 건강한 생활 습관**: 60대 이후에는 스킨케어 외에도 특히 건강한 식습관과 충분한 수면, 피부 건강에 신경을 써야 합니다.

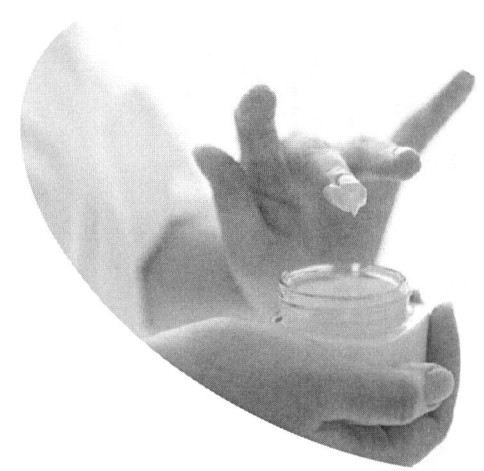

06 인공지능을 활용한 화장품 및 피부관리

 여름철 피부관리 팁은 어떻게 되나요?

 여름철에는 고온과 강한 자외선, 높은 습도 등으로 인해 피부 관리가 더욱 중요해집니다. 여름철 피부 관리를 위한 몇 가지 팁은 다음과 같습니다:

- **강력한 자외선 차단**: 여름철에는 자외선이 강하므로 SPF 30 이상의 자외선 차단제를 매일 사용하세요. 외출 시에는 2-3시간마다 재도포하는 것이 좋습니다.

- **가벼운 스킨케어 제품 사용**: 무거운 크림 대신 가벼운 로션 또는 젤 타입의 제품을 사용하여 피부를 촉촉하게 유지하세요.

- **적절한 클렌징**: 여름에는 땀과 피지 분비가 증가하므로, 아침과 저녁에 깨끗이 세안하는 것이 중요합니다. 하지만 너무 자주 또는 강하게 세안하면 피부를 건조하게 만들 수 있으니 주의하세요.

- **수분 공급**: 물을 충분히 마시고 수분 크림이나 수분 세럼을 사용하여 피부에 충분한 수분을 공급하세요.

- **피부 진정**: 피부가 자외선에 노출되면 자극받을 수 있습니다. 피부 진정 성분이 함유된 제품을 사용하여 피부를 진정시키세요.

- **영양 공급**: 비타민 C, E와 같은 항산화 성분이 함유된 제품을 사용하여 자외선으로부터 피부를 보호하세요.

- **가벼운 메이크업**: 가능한 한 가벼운 메이크업을 하거나, 메이크업을 최소화하여 피부가 숨 쉴 수 있게 해주세요.

- **모자와 선글라스 착용**: 외출 시 모자나 선글라스를 착용하여 피부를 직접적인 자외선 노출로부터 보호하세요.

- **적절한 식습관**: 신선한 과일과 채소를 충분히 섭취하여 피부에 필요한 비타민과 미네랄을 공급하세요.

- **온도에 주의**: 실외와 실내의 온도 차이가 클 경우 피부가 건조해질 수 있으니, 적절한 스킨케어로 피부 수분을 유지하세요.

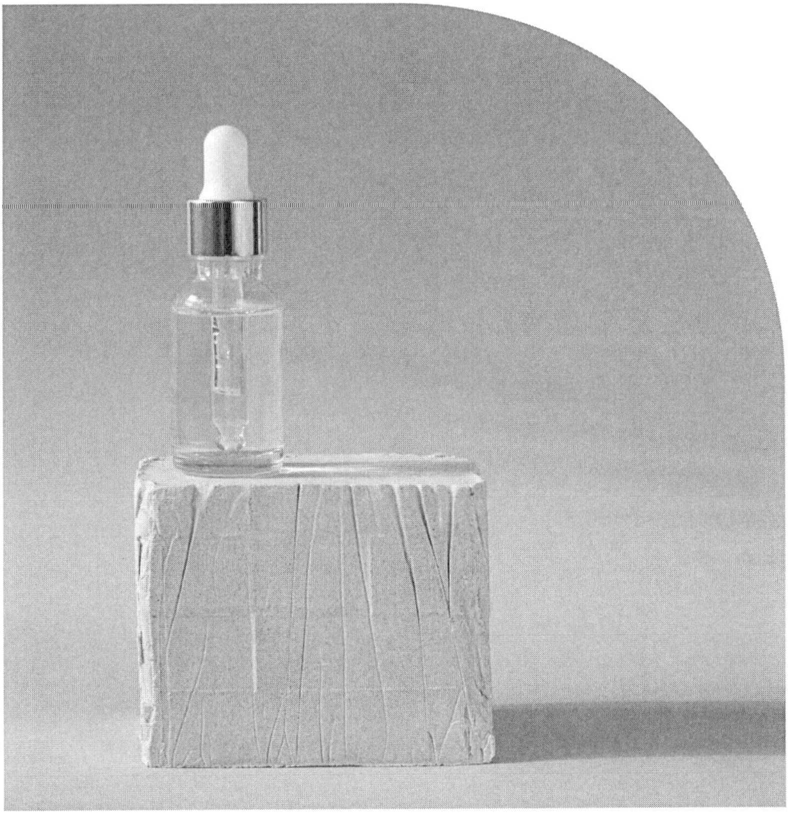

06 인공지능을 활용한 **화장품 및 피부관리**

 겨울철 피부관리 팁은 어떻게 되나요?

 겨울철에는 추운 날씨와 낮은 습도로 인해 피부가 건조해지고 예민해질 수 있습니다. 따라서 겨울철 피부 관리에는 특별한 주의가 필요합니다. 다음은 겨울철 피부 관리를 위한 몇 가지 팁입니다:

- **강력한 보습**: 추운 날씨와 난방으로 인해 피부가 건조해지기 쉽습니다. 사용하고 있는 크림에 페이셜 오일을 1~2방울 추가해서 바르면 피부 건조를 예방할 수 있습니다.
- **순한 클렌징**: 거품이 많이 나는 강력한 클렌저 대신 순한 클렌징 제품을 사용하여 피부의 자연 보호막을 유지하세요.
- **피부 진정 및 보호**: 찬바람과 난방으로 인한 피부 자극을 완화하기 위해 진정 성분이 함유된 제품을 사용하세요.
- **자외선 차단제 사용**: 겨울철에도 자외선 차단은 필수입니다. 실외 활동 시 자외선 차단제를 사용하여 피부를 보호하세요.
- **실내 습도 조절**: 가습기를 사용하거나 다른 방법으로 실내 습도를 적절히 유지하여 피부 건조를 방지하세요.
- **뜨거운 물 사용 제한**: 너무 뜨거운 물로 샤워하거나 세안하는 것은 피부의 자연 보호막을 손상시킬 수 있습니다. 미지근한 물을 사용하세요.
- **체내 수분 유지**: 충분한 양의 물을 마셔서 체내 수분을 유지하세요. 이는 피부 건강에도 도움이 됩니다.
- **영양 섭취**: 건강한 식습관을 유지하고 비타민과 미네랄이 풍부한 식품을 섭취하여 피부 건강을 지원하세요.
- **마스크팩 사용**: 주 1-2회 마스크팩을 사용하여 피부에 집중적인 수분과 영양을 공급하시면 좋습니다.

스킨케어 제품은 냉장 보관하는 것이 더 좋은가요?

 스킨케어 제품을 냉장 보관하는 것이 좋은지 여부는 제품의 종류와 성분에 따라 다릅니다. 일부 제품은 냉장 보관을 통해 그 효과를 더욱 향상시킬 수 있지만, 모든 제품이 냉장 보관에 적합한 것은 아닙니다. 냉장 보관이 유용할 수 있는 경우와 그렇지 않은 경우를 구분해 드리겠습니다.

- **냉장 보관이 유용한 경우**

- **자연 성분 제품**: 방부제가 적게 함유되거나 전혀 포함되지 않은 자연 성분 제품은 냉장 보관을 통해 신선도를 유지하는 데 도움이 될 수 있습니다.

- **항산화 제품**: 비타민 C 등과 같은 항산화 제품은 빛과 열에 민감해 쉽게 분해될 수 있으므로, 이러한 제품들은 냉장 보관을 통해 안정성을 유지하는 데 도움이 될 수 있습니다.

- **젤 타입 제품**: 냉각 효과가 필요한 젤 타입의 제품들은 냉장 보관 시 진정 효과가 증가할 수 있습니다.

- **냉장 보관을 피해야 하는 경우**

- **오일 기반 제품**: 오일 기반 제품은 저온에서 굳거나 분리될 수 있으므로 냉장 보관을 피하는 것이 좋습니다.

- **농축 크림**: 농축된 크림 제품은 저온에서 질감이 변할 수 있으며, 효과가 감소할 수 있습니다.

- **클레이 마스크**: 클레이나 머드 타입의 마스크는 냉장고에서 굳을 수 있어 사용하기 어려워질 수 있습니다.

06 인공지능을 활용한 **화장품 및 피부관리**

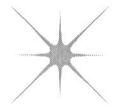
- **일반 권장 사항**
  - **제품 라벨 확인**: 제품 라벨에 보관 방법이 명시되어 있는지 확인하세요. 제조사가 제공하는 지침을 따르는 것이 가장 좋습니다.
  - **직사광선과 열기 피하기**: 대부분의 스킨케어 제품은 직사광선과 높은 온도를 피해 서늘하고 건조한 곳에 보관하는 것이 좋습니다.

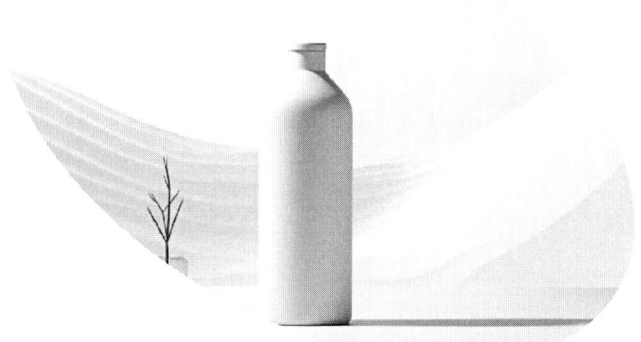

피부 장벽이란 무엇이며, 피부 장벽이 왜 중요한가요?

 피부 장벽은 피부의 가장 바깥층인 각질층을 구성하는 중요한 부분으로, 여러 기능을 수행하는 생체 방어 시스템입니다. 피부 장벽의 주요 역할과 중요성은 다음과 같습니다:

- **피부 장벽의 역할**

- **보호 기능**: 피부 장벽은 유해한 외부 요소(박테리아, 바이러스, 오염물질, 알레르겐)로부터 피부를 보호합니다.

- **수분 유지**: 피부 장벽은 피부 내부의 수분이 증발하는 것을 방지하여 피부를 촉촉하게 유지하는 데 도움을 줍니다.

- **환경적 스트레스에 대한 방어**: 피부 장벽은 환경적 요인(예: 자외선, 극한의 온도)으로부터 피부를 보호하는 역할을 합니다.

- **피부 장벽의 중요성**

- **피부 건강 유지**: 건강한 피부 장벽은 피부의 전반적인 건강과 외관을 유지하는 데 중요합니다.

- **피부 문제 예방**: 강한 피부 장벽은 피부 건조, 염증, 감염 및 다양한 피부 문제를 예방하는 데 중요한 역할을 합니다.

- **피부 노화 지연**: 피부 장벽의 손상은 피부 노화를 촉진할 수 있으므로, 피부 장벽을 강화하는 것은 노화 방지에 도움이 됩니다.

- **피부 장벽 강화 방법**

- **적절한 보습**: 피부를 촉촉하게 유지하기 위해 보습제를 사용하세요. 세라마이드, 우레아, 락토바이오닉애씨드, 글루코노락톤, 히알루론산, 글리세린 같은 성분이

06 인공지능을 활용한 **화장품 및 피부관리**

 함유된 제품이 효과적입니다.

- **온화한 클렌징**: 피부 장벽을 손상시킬 수 있는 강한 세안제 사용을 피하고, 순한 클렌저를 사용하세요.

- **자외선 차단**: 자외선 차단제를 사용하여 피부를 자외선으로부터 보호하세요.

- **피부 보호 성분 사용**: 항염증성 및 항산화 성분이 함유된 스킨케어 제품을 사용하세요.

- **건강한 생활 습관**: 충분한 수분 섭취, 균형 잡힌 식단, 충분한 수면 등 건강한 생활 습관을 유지하세요.

피부 장벽의 건강을 유지하는 것은 피부의 전반적인 건강과 아름다움을 유지하는 데 핵심적입니다. 따라서 스킨케어 루틴과 생활 습관에서 피부 장벽을 보호하고 강화하는 데 주의를 기울이는 것이 좋습니다.

수분크림과 보습크림의 차이는 무엇인가요?

 수분 크림과 보습 크림 사이에는 주요 목적과 함유된 성분에 차이가 있습니다. 이 두 유형의 크림은 피부의 수분 밸런스를 유지하는 데 도움을 주지만, 그 방식과 작용 메커니즘에서 차이를 보입니다.

- **수분 크림 (Hydrating Creams)**
- **목적**: 수분 크림은 주로 피부에 수분을 공급하는 데 중점을 둡니다. 이러한 크림은 피부의 수분 함량을 높이는 데 도움을 주어 피부를 보다 촉촉하게 만듭니다.
- **성분**: 일반적으로 히알루론산, 글리세린, 알로에 베라 등 수분을 끌어당기는 성분(humectants)을 함유하고 있습니다. 이러한 성분들은 공기 중의 수분을 피부로 끌어당겨 피부를 촉촉하게 만듭니다.
- **적합한 피부 유형**: 수분 크림은 특히 건조하고 탈수된 피부에 적합합니다.

- **보습 크림 (Moisturizing Creams)**
- **목적**: 보습 크림은 피부의 수분 손실을 방지하고 수분이 피부 내부에 갇히도록 도와주는 데 중점을 둡니다. 이러한 크림은 피부의 외부 층을 보호하고 보습을 유지하는 역할을 합니다.
- **성분**: 세라마이드, 지방산, 오일 등의 유화제(emollients) 및 오클루시브(occlusives) 성분을 함유하고 있습니다. 이들 성분은 피부 표면에 보호막을 형성하여 수분이 증발하는 것을 막아줍니다.
- **적합한 피부 유형**: 보습 크림은 특히 건성 피부나 노화 피부에 적합하며, 피부를 부드럽고 유연하게 만드는 데 도움을 줍니다.

06 인공지능을 활용한 화장품 및 피부관리

- **결론**
  - **수분 크림**: 피부에 직접 수분을 공급합니다. 주로 수분을 끌어당기는 성분을 포함합니다.
  - **보습 크림**: 피부의 수분 손실을 방지합니다. 주로 피부의 보호막을 형성하는 성분을 포함합니다.

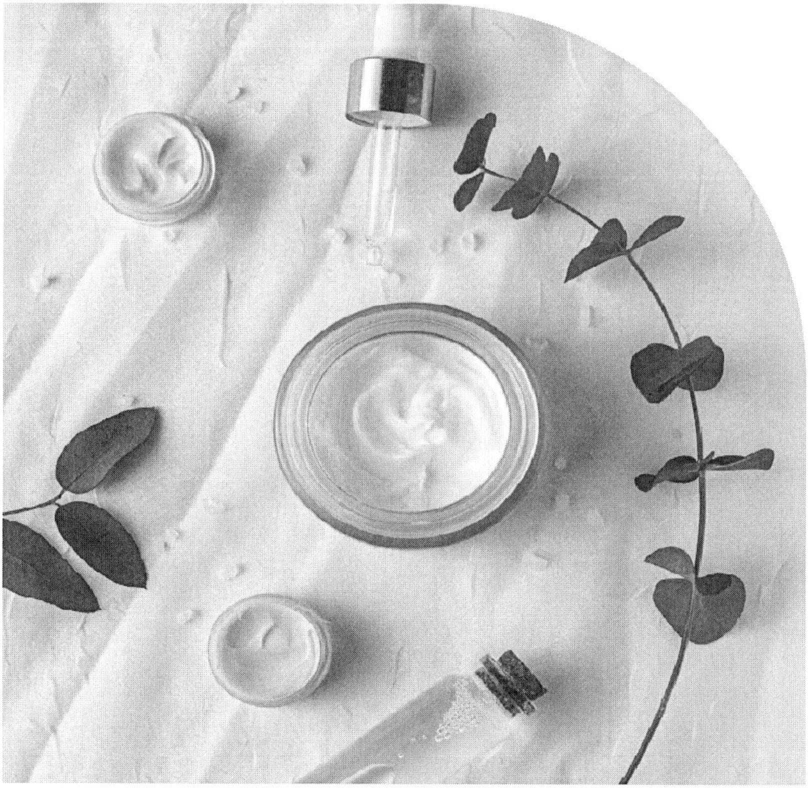

코메도제닉 지수는 무엇인가요?

 코메도제닉 지수는 특정 화장품 성분이 모공을 막아 여드름이나 블랙헤드를 유발하는 정도를 나타내는 지표입니다. 이 지수는 화장품 성분이 피부에 코메도(모낭의 입구가 막혀서 생기는 작은 여드름)를 일으킬 가능성을 평가하기 위해 사용됩니다.

- **코메도제닉 등급**: 보통 코메도제닉 지수는 낮음에서 높음까지 다양한 등급으로 분류됩니다. 낮은 코메도제닉 등급은 해당 성분이 모공을 막을 가능성이 낮음을 의미하며, 높은 등급은 더 높은 가능성을 나타냅니다. 다만, 화장품 성분의 코메도제닉(모공을 막는) 지수에 관한 공식적이고 권위 있는 분류나 등급 시스템을 제공하는 특정 기관은 없기 때문에 성분의 코메도제닉 지수에 대한 의견들은 맹신하기 보다는 참고만 하시는 것이 좋습니다.

- **테스트 방법**: 과거에는 주로 동물 실험(예: 토끼 귀 모델)을 통해 코메도제닉 성분을 평가했습니다. 현대에는 더 정교한 방법과 인간 피부에 대한 임상 연구를 통해 이러한 평가가 이루어집니다.

- **개인차 고려**: 피부 타입과 개인의 피부 반응은 매우 다양하므로, 특정 성분이 한 사람에게는 문제가 되지 않을 수 있으나 다른 사람에게는 코메도제닉 효과를 일으킬 수 있습니다.

끝마치며

본 책은 제가 지난 2년 동안 화장품 효능(특히 효능 성분)에 대한 연구, 개발 및 공장을 운영하며 몰두한 경험을 바탕으로 열정과 심혈을 기울여 완성한 결실입니다. 이 책의 한 페이지 한 페이지에는 저의 끊임없는 탐구와 헌신이 담겨 있습니다. 부족한 부분을 채우기 위해 국내 최고 화장품 회사의 전직 기술연구원장님을 비롯한 여러 전문가들의 귀중한 조언을 구하고, 수 천개 이상의 논문을 섭렵하며 통찰을 얻었으며, 화장품에 관한 수십 권의 책을 읽고 분석하고, 일부는 인공지능 챗지피티의 도움도 받아 독자들에게 보다 쉽고 정확한 정보를 제공하기 위해 노력했습니다. 이 책이 피부 고민을 가진 많은 분들에게 실질적인 해결책을 제공하고, 화장품 개발을 꿈꾸는 이들에게 시간을 절약하고 올바른 방향을 제시하는 나침반이 되기를 간절히 희망합니다.

더 나아가, 이 책이 K-뷰티의 글로벌 리더십을 더욱 강화하는 데 작은 불씨가 되기를 바라며, 세계 무대에서 한국의 뷰티 산업이 본연의 목적인 효능으로 당당히 1위를 차지하는 데 일조할 수 있기를 기대합니다.

어려지고, 예뻐지는: 화장품 A to Z

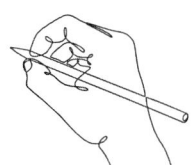

화장품 개발 및 관련 지식을 쌓는데 매우 큰 도움을 주신 한상훈 대표님, 그리고 이 화장품 여정에 함께해 준 주식회사 퀀텀코스메틱의 '더다이어트0313'의 선용은 전무님, 이지환 부장님, 하재건 부장님, 하재한 부장님, 이강훈 팀장을 포함한 훌륭한 동료들께 우선 감사드립니다. 그리고 저희를 믿고 회사에 투자해주신 고마운 정광언 형님, 주관석 형님, 전철민 대표님, 신민영 대표님, 김성태 대표님, 안정남 형님, 김현 형님, 김창주 원장님, 강웅태 형님, 김유광 형님, 김형성 형님, 이주형 형님, 김홍섭 형님을 포함한 모든 투자자님들과 브랜드를 널리 알려주시는 더다이어트0313 서포터즈 분들에게 진심으로 감사의 마음을 전합니다. 마지막으로 나의 사랑하는 아내 원태리와 아들 유소울, 아버지 유자 영자 운자와 어머니 하자 영자 윤자, 그리고 항상 고마운 누나 유민주님에게도 감사의 마음을 전합니다. 이 분들의 지원과 격려가 없었다면 주식회사 퀀텀코스메틱과 브랜드 '더다이어트0313'의 탄생과 이 책은 존재하지 않았을 것입니다. 여러분 모두에게 깊은 존경과 감사를 표합니다.

어려지고, 예뻐지는
화장품 A to Z

피부 타입, 고민별 화장품 컨설팅북

초 판	1쇄 발행 2023년 12월 26일
지 은 이	유민호
펴 낸 이	원태리
펴 낸 곳	소울컴퍼니
출판사등록	2023. 11. 20 (제2023-000073호)
주 소	서울특별시 강남구 영동대로 510, 304P호(삼성동, 삼성빌딩)
메 일	soul-book@nate.com
I S B N	979-11-985914-1-8 (03810)

정가 18,900원

이 책은 저작권법에 따라 보호를 받는 저작물이므로 무단 전제와 복제를 금합니다.